喫煙を科学する

―タバコ，がん，免疫の知られざる関係―

京都産業大学 総合生命科学部
動物生命医科学科

竹内 実 著

北隆館

まえがき

　2020年開催の東京オリンピックを控えて，喫煙・受動喫煙の問題とその対策に国民の関心が高まってきています。また国民の健康への興味・志向が年々強くなっています。しかし，タバコ煙・喫煙による肺がん，慢性閉塞性肺疾患（COPD）など喫煙関連肺疾患の患者数は増加の一途をたどっています。肺は呼吸により病原体など様々な異物を取り込み，絶えず外気と接触している特殊な器官です。そして，肺には肺胞マクロファージという免疫細胞が常在し肺を病気から守っています。また，タバコ煙には現在，環境問題で取り上げられている大気汚染の原因の一つである微小浮遊粒子状物質PM2.5が含まれています。このPM2.5は，呼吸により肺の奥まで取り込まれ健康への被害が懸念されています。しかし，喫煙と肺がん，COPDなどの肺疾患の発症機構について，疫学的な研究は多いのですが，免疫の観点から学術的な実験データのエビデンスをもとに科学的に記載された本は少ないのが現状です。喫煙の免疫への影響を科学した書籍が少ないことから，約8年前から喫煙と免疫に関する書籍を出版する必要性があると考えていました。喫煙の科学研究を少しずつ進めて実験データも集まり，今回，「喫煙を科学する」を出版するに至りました。本書では，PM2.5を含むタバコ煙に着目し，喫煙による免疫細胞への影響および喫煙と免疫とがんのネットワークの関係について，科学的な実験データをもとに解説しました。本書を多くの方に読んで頂いて，喫煙と免疫とがんの関係について知って頂ければ幸いです。本書を出版するにあたり，実験にご協力して頂きました研究室卒業生，現役生の皆様，また原稿編集にもご協力頂きました卒業生の宮川真由子氏，廣野由里子氏，そして出版の総合編集にもご尽力頂いた卒業生の福田美樹氏（いずれも旧姓）に深く感謝申し上げます。

2018年10月吉日

著　者

目次

まえがき	3
1. 私たちを取り巻く環境因子	7
1.1 環境因子と免疫	9
1.2 浮遊粒子状物質の種類	10
1.3 PM2.5がヒトに与える影響	11
2. タバコ煙について	13
2.1 大気汚染モデルとしてのタバコ煙	15
2.2 タバコ煙	16
3. 外気と接する肺の免疫	19
3.1 肺の構造	21
3.2 肺の免疫 〜肺胞マクロファージの役割〜	22
3.3 ヒトを用いたタバコ煙の影響評価の限界	23
4. マウスへの喫煙（タバコ煙曝露）	25
4.1 マウスの喫煙方法	27
4.2 肺胞マクロファージの回収	28
5. 喫煙による肺胞マクロファージの細胞形態への影響	29
5.1 肺胞マクロファージへの影響	31
5.2 肺胞マクロファージの数と貪食機能への影響	33

6. 喫煙による抗体産生機構への影響　　35

    6.1 抗体産生の機構に関わる免疫細胞と抗原提示　　37

    6.2 肺胞マクロファージの抗原提示機能への影響　　40

    6.3 T 細胞，B 細胞の増殖への影響　　41

    6.4 肺胞マクロファージによる B 細胞の増殖抑制の機構　　43

    6.5 肺胞マクロファージの抗体産生への影響　　45

    6.6 肺胞マクロファージのサイトカイン産生への影響　　46

7. 喫煙による活性酸素産生への影響　　47

    7.1 活性酸素による DNA への影響　　49

    7.2 肺胞マクロファージの DNA 損傷への影響　　50

    7.3 肺胞マクロファージの染色体異常への影響　　51

8. 喫煙による肺胞マクロファージのアポトーシスへの影響　　55

    8.1 DNA 損傷によるアポトーシス　　57

    8.2 アポトーシスの経路　　58

    8.3 肺胞マクロファージのデスレセプター発現と
ミトコンドリア膜電位　　58

    8.4 肺胞マクロファージの Caspase-3/7 活性　　59

    8.5 肺胞マクロファージの DNA 合成と細胞増殖　　60

    8.6 肺胞マクロファージの DNA 修復　　61

9. 喫煙による肺胞マクロファージの抗腫瘍性への影響　　63

    9.1 肺胞マクロファージの抗腫瘍性　　65

9.2 喫煙による抗腫瘍性への影響　　　　　　　　　　65

　　　9.3 喫煙による肺転移への影響　　　　　　　　　　　66

10. アレルギー，肺炎症と喫煙　　　　　　　　　　　　　　69

　　　10.1 アレルギー反応　　　　　　　　　　　　　　　　71

　　　10.2 スギ花粉アレルギーに対する喫煙の影響　　　　　71

11. まとめ　　　　　　　　　　　　　　　　　　　　　　　75

12. 参考文献　　　　　　　　　　　　　　　　　　　　　　81

13. 索引　　　　　　　　　　　　　　　　　　　　　　　　93

あとがき　　　　　　　　　　　　　　　　　　　　　　　　99

追悼　　　　　　　　　　　　　　　　　　　　　　　　　101

謝辞　　　　　　　　　　　　　　　　　　　　　　　　　102

1．私たちを取り巻く環境因子

1．私たちを取り巻く環境因子

1.1 環境因子と免疫

　私たちは日々生きている限り，自分が生活する周りの環境に必ず影響を受けています。特に，大気は呼吸によって常にヒトの肺へ取り込まれているため，重要な環境因子のひとつと考えられています。大気中には様々な物質が存在し，近頃よく耳にする PM2.5 と呼ばれる粒子もその中に含まれています。これら大気中の物質が，私たちの健康にどのような影響を与えているのでしょうか。

　大気中に存在する粒子状物質には，ウィルスや細菌などの微生物，物が燃えたときにできる燃焼産物である酸化物質，硫黄酸化物，窒素酸化物，また，揮発性有機化合物等のガス状大気汚染物質などがあります。発生源は，人工的なものではボイラー，焼却炉，自動車や飛行機の排気ガスなどで，自然的なものでは火山の爆発，山火事などです。これらの物質が化学反応を起こし，粒子化した物質を粒子状物質と呼びます。

　今，皆さんがいる部屋の空気は綺麗に見えるかもしれませんが，目に見えないだけで実際には様々な物質や微生物などが空気中に浮遊しています。私

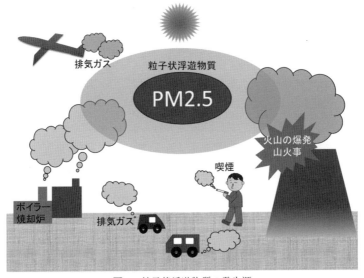

図1　粒子状浮遊物質の発生源

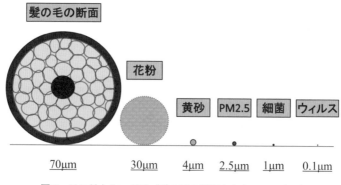

図2 目に見えない世界（髪の毛の断面からウィルスまで）

たちは無意識のうちに，これらの粒子状物質を呼吸によって直接肺に取り込んでいます。大気中にはもちろん病原性微生物や有害物質も含まれているので，それらも肺から体内に入っていきます。それでも私たちが何の問題もなく，健康に生活できているのは，自分の肺や体に備わる免疫系が正常に働いてくれているからなのです。もし，私たちに備わっているはずの免疫がうまく働いてくれなかったら，有害物質を吸い込んだ肺はすぐに病気になってしまうでしょう。

1.2 浮遊粒子状物質の種類

大気中の粒子状物質は様々なものがありますが，現在は，大きさによって三種類に分けられています。粒子径10μm以下の物質を浮遊粒子状物質，SPM（Suspended Particulate Matter, PM10），粒子径2.5μm以下の物質を微小粒子状物質，PM2.5（Particulate Matter 2.5），粒子径0.1μm以下の物質を超微小粒子状物質，PM0.1（Ultrafine Particle）といいます。この三種類が大気中に存在している浮遊粒子状物質です。PM10よりも大きい物質はどうでしょうか。PM10以上の物質は質量があるので大気中に長い間浮遊しません。スギ花粉は約30μmです。花粉も風に乗って大気中に浮遊しますが，重いのですぐ落下します。

1.3 PM2.5がヒトに与える影響

　PM2.5の大気中濃度には、環境省が定める基準値があります。環境省が出している環境基準は1年の平均値が15μg/m³以下、1日の平均値が35μg/m³以下です。現在、環境省から注意喚起される値が1日の平均値が70μg/m³です。この値を超えると不要な外出や屋外での激しい運動は控えるようにと言われています。激しい運動をすると、呼吸が荒くなり、鼻呼吸から口呼吸になります。鼻呼吸をしていれば、大気中のPM2.5はある程度鼻粘膜に留まりますが、口呼吸をするとそれら全てが直接肺に吸い込まれてしまうのです。PM2.5の大気中濃度は各都道府県の衛生研究所で毎日測定されています。

　また、PM2.5は中国で度々問題になっており、ひどい時の大気中濃度は1日平均が700μg/m³にもなります。日本で注意喚起される値が70μg/m³以上でしたので、それの10倍です。日本の環境基準、1日平均35μg/m³以下という点から見ると20倍の濃度になります。中国の大気汚染が連日取り立たされる理由が数字から見ても明らかです。

　実は、このPM2.5ですが、タバコの中にも含まれています。室内で喫煙をするとその室内のPM2.5濃度は、環境省が注意喚起の指標にしている70μg/m³まですぐに達してしまいます。それ故、今は室内では禁煙、または分煙という流れになっているのです。

　それでは、なぜPM2.5がここまで問題になるのでしょうか。それは、PM2.5は非常に微小なため、肺の奥まで入り込んでしまうからです。そして、PM2.5には有害物質が多く含まれているので、それらが肺の中へ入りそこに沈着することで病気に繋がります。そのため、問題になっているのです。PM2.5より大きな物質は、鼻粘膜や気管支粘膜に留まり鼻水や痰となって排出されるので、あまり問題になりません。

　PM2.5の健康被害としては、大気中にPM2.5が10μg/m³増えることによって、咳が出る、喉が痛い、胸が苦しいなどの症状がみられます。心臓、肺の病気の死亡率増加、肺がんの死亡率増加、さらに、PM2.5は血管内に入り、循環するので、基礎疾患に呼吸器系、循環器系の病気をもつ人は特に影響を受けます。心筋梗塞、動脈硬化の人はさらに強く影響します。この様に、PM2.5は微小なため肺の奥まで入り込む、さらには血管内に入り込んで体全体に影響を及ぼすところに大きな問題があり、注目されているのです。

2．タバコ煙について

2. タバコ煙について

2.1 大気汚染モデルとしてのタバコ煙

　環境中には生体免疫，生体防御系に影響を与えるものがたくさんあり，日々行っている呼吸を通して，大気中の環境因子（物質）と肺が直接接しています。環境因子の中でも特にタバコ煙は，煙の中に多くのPM2.5などの微小粒子物質（0.1~1μm）を含み，大気汚染のひとつのモデルとして用いることができます。タバコ煙中には発がん物質，発がん促進物質が多く含まれ，これらが肺の細胞に働き，がんを発生させるのです。また，タバコ煙は体に備わる免疫系，特に肺の免疫系に影響を与えます。免疫系に影響が出ると，免疫機能が低下して，発がんが起こりやすくなり，がん細胞が増殖すると，さらに免疫機能が低下します。よって，タバコ喫煙，免疫，がんは密接な関係にあるというわけです。

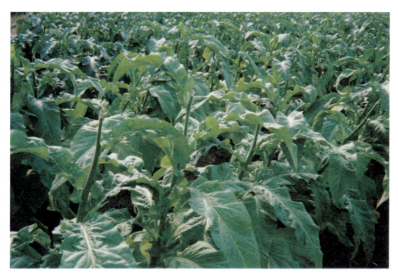

図3　タバコの葉
　　タバコ（Tobacco）は，ナス科植物のひとつ。*Nicotiana*属植物の*Nicotiana tabacum L.*で，主アルカロイドとしてニコチン，副アルカロイドとしてノルニコチンを含む。大別すると黄色種，オリエント種，バーレイ種，在来種の4種類があり，栽培，収穫後，乾燥，醱酵，熟成の過程を経て，タバコ製品原料となる。（福井県にて塚野弓子氏撮影）

2.2 タバコ煙

　タバコはナス科の植物であり，学名はニコチアナタバキウムで，主成分はニコチンです。日本では約 4 種類のタバコが栽培されています。世界では主にアフリカで栽培されています。アフリカのタバコは背丈が 5m ほどあり，バナナの葉のような大きさです。日本でのタバコの栽培は，葉に栄養が行くように先端部分を切り栽培され，1m~1.5m ほどの背丈になります。タバコの葉を収穫し，乾燥，醗酵，味付けなどを経て，紙で巻いてフィルターを付けると紙巻きたばこ（シガレット）ができます。紙巻タバコに火を付けると，様々な種類の煙が発生しますが，喫煙者が吸う主流煙と環境中に出る煙，環境タバコ煙に分類されます。

　主流煙には約 6000 種類以上の物質が含まれ，ガス相と粒子相に分けられます。それぞれに発がん物質が含まれます。主な物質を図 4 に示しました。

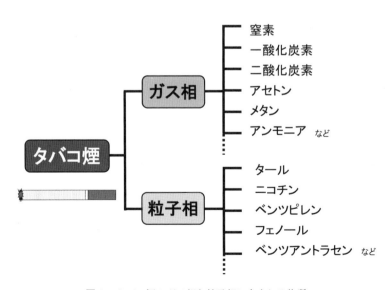

図 4　タバコ煙のガス相と粒子相に含まれる物質

2. タバコ煙について

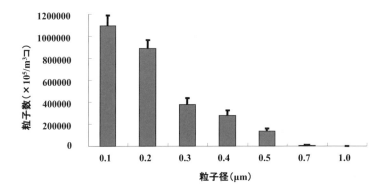

図5　タバコ主流煙中の粒子サイズと粒子数

　1本のタバコ主流煙中の粒子サイズと粒子数に関しては，図5の通りで，PM2.5以下のものがほとんどです。0.1μmの粒子サイズのものが最も多く含まれています。これらを含むタバコ煙が気管支を通って肺に吸入され，肺胞に到達します。

3．外気と接する肺の免疫

3. 外気と接する肺の免疫

3.1 肺の構造

　図6に示すように，ヒトの肺は左右に分かれ，気管支が動脈と静脈に挟まれた構造をしています。気管は二本ずつ枝分かれして，一次気管支，二次気管支，細気管支，終末細気管支，呼吸細気管支，肺胞管となり，先端は肺胞と呼ばれる袋状の構造になります。ここで酸素と二酸化炭素のガス交換が行われます。また，肺は弾力性に富んだ臓器で，一般的な大人の肺活量は3,000-4,000mLありますが，呼吸に合わせて肺が伸び縮みします。

　日ごろから私たちは，大気中の有害物質や喫煙時のタバコ煙を肺に直接取り込んでいるわけですが，それにも関わらず，私たちが肺の病気にならないのは，実は肺に備わっている免疫系，特に肺の免疫を司る免疫細胞，肺胞マクロファージの存在があるからなのです。

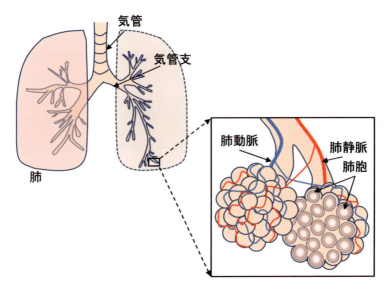

図6　肺の構造

3.2 肺の免疫 〜肺胞マクロファージの役割〜

肺には肺胞マクロファージという免疫細胞が常在しています。免疫細胞とは，主に白血球で，単球，リンパ球，顆粒球から構成されています。その中でも，肺胞マクロファージは単球に由来する免疫細胞であり，食作用，抗原提示作用，サイトカイン産生，活性酸素産生，酵素産生，遊走作用，付着作用などの機能があります。また，ミトコンドリア，リソゾームが非常に発達している細胞でもあります。細胞表面には様々な分子（クラスⅡ，CD86: 抗原提示に関わる分子，Fcγレセプター: IgG が結合するので食作用に関連した分子，CD11b: 補体レセプターでバクテリアを貪食するときに必要なレセプターなど）を発現しています。以上のことからわかる様に，肺胞マクロファージは私たちの肺の生体防御に深く関わっている細胞なのです。

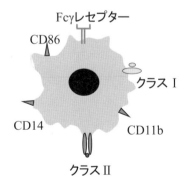

図7　肺胞マクロファージの細胞表面分子と機能

3. 外気と接する肺の免疫

3.3 ヒトを用いたタバコ煙の影響評価の限界

　図8に示す通り，ヒトの肺胞マクロファージを回収するには気管支鏡を気管支に入れて，気管支肺胞洗浄（BAL: Broncho Alveolar Lavage）を行う必要があります。

　喫煙者の肺胞マクロファージはタバコ煙に含まれる炭粉などを食作用により取り込むことで図9に示すような**肺胞真っ黒（まっくろ）**ファージとなります。このような肺胞マクロファージは喫煙歴，タバコの本数量，年数に比例し，喫煙歴が長ければ長いほど影響が出ます。しかしながら，ヒトでの喫煙研究はタバコの本数量，吸い方，銘柄，喫煙年数，性別，年齢，食生活，住居環境，肺疾患の既往歴などで肺の環境に大きな差がでるので，客観的な喫煙の影響を評価しにくいのが現状です。そこで，喫煙の免疫への正確な評価を行うため，実験動物のマウスを用いて，マウスの飼育環境，系統，週齢，性別を一定にして肺の環境を統一し，喫煙期間，喫煙量を一定にすることにより，タバコ煙の影響を客観的に評価できます。

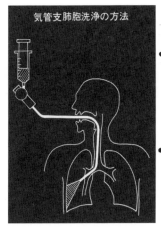

- 従来，肺疾患，特にアレルギー性肺疾患の病態生理研究は，皮内反応，血液・血清学的所見，剖検，生検による病理学的所見を総合した推察に基いていたわけで，直接肺の中でどのような反応が起っているかの立証は困難であった。
- BALによって直接病変部の液性成分，細胞成分を採取し，in vitroでの検討が可能になったことは革命的進歩であった。

図8　ヒトの気管支肺胞洗浄

喫煙を科学する

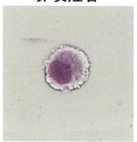
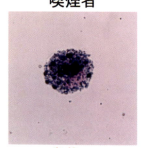

図9　喫煙者と非喫煙者の肺胞マクロファージ
　気管支肺胞洗浄（BAL）は，温生理食塩水 60mL × 5 回，計 300mL で行った。回収された喫煙者の肺胞マクロファージの細胞質内に，タバコ煙粒子の取り込みが認められる。喫煙者は 1 日 2 箱 30 年間喫煙した。

4．マウスへの喫煙（タバコ煙曝露）

4. マウスへの喫煙 (タバコ煙曝露)

4.1 マウスの喫煙方法

　この章からは、マウスを用いた研究成果を示しました。マウスの喫煙方法は、図10の通り行いました。マウスの喫煙を確認するため、喫煙後のマウスの血清と尿中のコチニン濃度を測定しました。コチニンは、タバコ煙に含まれるニコチンの代謝産物で、喫煙の指標になります。図10の2)の通り、マウスがこの方法で喫煙をしていることが確認できました。

1) 自動喫煙装置

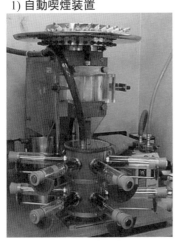

2) 血清及び尿中のコチニン濃度

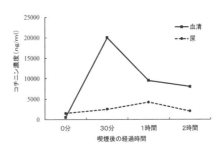

図10　タバコ主流煙の喫煙方法と喫煙による血清及び尿中のコチニン濃度
　　マウスにタバコ (タール15mg, ニコチン1.5mg) を1日20本, 10日間, 1puff/ 35mL/ 2秒の条件でHamburg II自動喫煙装置を用いて喫煙させた。

4.2 肺胞マクロファージの回収

喫煙を確認できたマウスを用いて，図 11 に示す通り BAL を行い，肺胞マクロファージを回収します。マウスを麻酔死させた後，注射器で主気管支にリン酸緩衝生理食塩液を 1mL 注入し，肺胞の中まで液を満たし，その液を回収します。この回収液に肺胞マクロファージが含まれます。

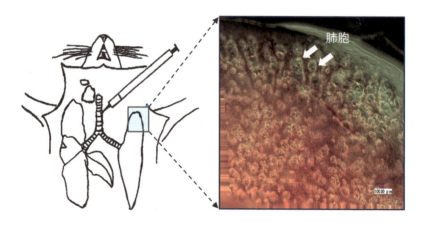

図 11　マウスの気管支肺胞洗浄の方法と肺胞の写真
　　　リン酸緩衝生理食塩液 1mL を注射器を用いて肺に注入し回収する操作を 5 回繰り返し，その回収液を気管支肺胞洗浄液とした。

5．喫煙による肺胞マクロファージの
細胞形態への影響

5. 喫煙による肺胞マクロファージの細胞形態への影響

5.1 肺胞マクロファージへの影響

回収した各群の肺胞マクロファージをギムザ染色し，細胞形態を観察しました。図12(上)の通りです。喫煙群の細胞は細胞内に空胞が確認できます。図12（下）はフローサイトメーターという分析装置で分析したもので，細胞の内部構造（SSC: Side scatter）や大きさ（FSC: Forward scatter）が測定でき，ひとつひとつの細胞がグラフ上に黒点となって現れます。各群の肺胞マクロファージを測定すると，非喫煙群では左下にひとつの細胞集団が確認できますが，喫煙群では右上に向かって散らばり拡散し，細胞が点在する範囲が広がっています。つまり，喫煙群の肺胞マクロファージでは細胞の内部構造が複雑化し，さらに細胞が巨大化していると言えます。喫煙させたマウスの肺胞マクロファージは，肺に入り込んできたタバコ煙粒子を貪食したために，このような変化が生じたと考えられます。

実際に電子顕微鏡で観察すると，さらに細胞への影響がよくわかります。図13(上)は走査電子顕微鏡で撮影したもので,非喫煙群の肺胞マクロファージには襞がたくさん出ています。これは偽足と呼ばれるもので，肺胞マクロファージは，肺に侵入してきた異物にこの襞を使って接着し捕らえます。こ

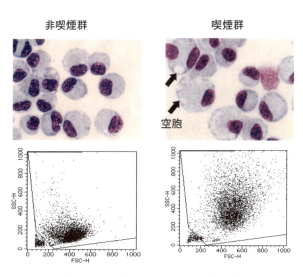

図12　肺胞マクロファージへの影響

喫煙を科学する

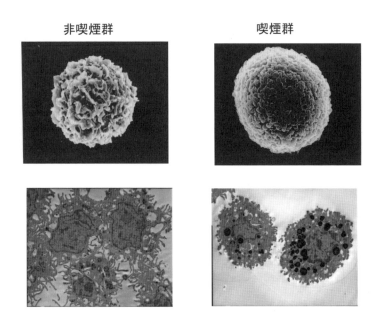

図13　肺胞マクロファージの超微形態構造への影響

の襞が出ていれば出ているほど，異物との接着性が増し，動きやすく，異物を捕らえやすいのですが，喫煙群では襞がなくなり，表面がつるつるした細胞になっています。つまり偽足が減少して，異物が捕えにくくなっています。図13（下）は透過電子顕微鏡で撮影したもので，細胞の内部断面図が観察できます。非喫煙群の肺胞マクロファージの細胞質内には核と細胞小器官があり，また襞がある状態が見られます。喫煙群では，襞がなくなり，細胞質内には非喫煙群では認められない黒い粒子状のもの，オスミウム酸で濃染される物質である封入体が見られます。この封入体はマウスの喫煙期間（10日間）からすると，図9で示したヒトの肺胞真っ黒（まっくろ）ファージのように炭粉が沈着したためではなく，肺胞マクロファージが取り込んだタバコ煙中の異物，あるいは煙の刺激によって自分で作った産生産物で，おそらくは脂質成分なのではないかと考えていますが，まだ明らかにはなっていません。

5．喫煙による肺胞マクロファージの細胞形態への影響

　喫煙により，このような形態的な変化が肺胞マクロファージの機能に影響を与え，それが肺の病気を起こすひとつの原因になるのではないかと考えて，実験を進めています。

5.2 肺胞マクロファージの数と貪食機能への影響

　実際にマウスに喫煙させて肺胞マクロファージを回収すると，非喫煙群に比べて喫煙群の肺胞マクロファージ数が有意に増加します。これは，タバコ煙がマウスの肺に吸入され，肺胞マクロファージがタバコ煙に含まれる多くの粒子物質を貪食し体内から排除しようとするためだと考えられます。しかし，増加した肺胞マクロファージの貪食機能を調べると，機能は低下していました。つまり，図14に示す通り，喫煙群ではタバコ粒子が肺胞に入ってくるので，それを排除するため肺胞マクロファージ数は増加しますが，タバコ粒子を貪食した肺胞マクロファージはそれ以上貪食できず，貪食機能が低下することが明らかになりました。

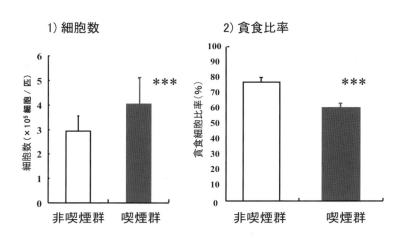

図14　肺胞マクロファージ数と貪食機能への影響
Mean ± S.E.,　***: $p<0.001$

6．喫煙による抗体産生機構への影響

6. 喫煙による抗体産生機構への影響

6.1 抗体産生の機構に関わる免疫細胞と抗原提示

　マクロファージの重要な機能のひとつに，抗原提示機能があります。抗原とは，体内に取り込んだ異物のことです。肺胞マクロファージが抗原を取り込み，分解してその一部を細胞表面に出し，T細胞に情報を提示することを抗原提示と言います。肺胞マクロファージの抗原提示を受けて，T細胞へ，そしてB細胞へと抗原の情報が伝えられ，最終的に，情報を受け取ったB細胞がその抗原に対する抗体を産生します。取り込んだ異物に対する抗体を産生することを抗体産生と言います。

　抗原提示と抗体産生の機構を図15に示しました。抗原提示のときに，肺胞マクロファージが細胞表面に抗原を出す"手"のような分子（クラスⅡ，CD86）は，ナイーブT細胞（Th0細胞）側の受容体（TCR，CD28）と結合します。結合すると，この抗原情報がTh0細胞の受容体を通して，Th0細胞内に伝わり活性化されて，Th2細胞へと分化します。Th2細胞は，伝わった抗原情報をB細胞に与え，B細胞はこの抗原に対する抗体を作ります。これが通常の抗原提示の流れです。そして，この一連の流れをサイトカインが

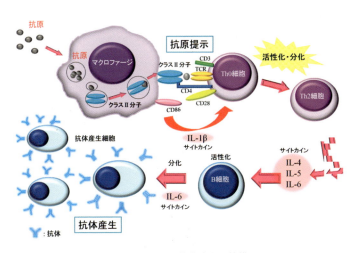

図15　抗原提示と抗体産生の機構

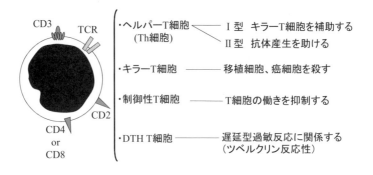

図16 T細胞の細胞表面分子と機能

手助けしています。サイトカインとは,免疫細胞が分泌する糖タンパク質で,免疫細胞の増殖,分化などを調節する情報伝達物質です。我々の体は,以上のような免疫細胞の働きによって,異物である抗原を取り込むと必ずその抗原に対する抗体を作り,抗原を排除する方向へと向かいます。

T細胞は胸腺由来のリンパ球で,図16に示すように,それぞれ持つ機能によってヘルパーT細胞(Th細胞),キラーT細胞,制御性T細胞などに分かれています。その中でも,Th細胞は,抗原刺激されていないTh0細胞として存在し,異物を取り込んだ肺胞マクロファージが産生するサイトカインの種類により,Ⅰ型(Th1細胞)またはⅡ型(Th2細胞)に分化します。

Th0細胞が,肺胞マクロファージからのサイトカインによってTh1細胞またはTh2細胞に分化する流れを図17に示しました。分化したTh1細胞は,TNF-β,IFN-γ,IL-2などのサイトカインを産生し,マクロファージやキラーT細胞を活性化させ,細胞障害性を高めます。Th2細胞は,IL-4, IL-5, IL-6, IL-10などのサイトカインを産生し,B細胞を抗体産生細胞へと分化させ,抗体産生へと導きます。また,Th1細胞とTh2細胞はサイトカイン産生によって,お互いの細胞の働きを抑制し合いながら,免疫全体のバランスを保っています。

6. 喫煙による抗体産生機構への影響

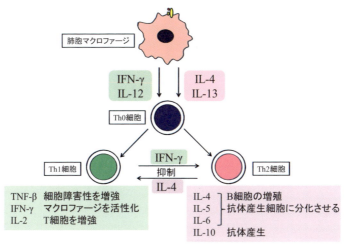

図17　ヘルパーT細胞のI型とII型の関係

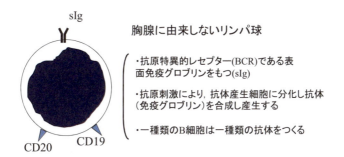

図18　成熟B細胞の細胞表面分子と機能

　抗体産生の役割を担うB細胞は，胸腺に由来しないリンパ球（図18）で，Th2細胞が産生するサイトカインによって分化，成熟します。そして，細胞表面に特定の抗原を認識する，抗体の構造と同様の受容体（sIg）を持ち，その抗原を認識して抗体を産生します。一種類のB細胞は一種類の抗体しか産生できません。

6.2 肺胞マクロファージの抗原提示機能への影響

肺胞マクロファージが抗原提示を行うときに,クラスⅡやCD86といった分子がないと,T細胞に情報を伝えることができません。つまり,T細胞からB細胞に情報が伝わらず,B細胞は抗体を産生することができないということです。この不具合が喫煙群の肺胞マクロファージで起こっているのではないかと考え,混合リンパ球刺激反応を用いて詳しく調べてみました。その結果は図19に示した通りで,抗原提示機能は喫煙によって低下することが明らかになりました。また,肺胞マクロファージの抗原提示に関連するクラスⅡとCD86分子の細胞表面発現も,非喫煙群に比べて喫煙群では低下していることがわかりました。つまり,喫煙による抗原提示機能の低下は,抗原提示に関連する,クラスⅡ,CD86分子の発現が減少したことが原因だと考えることができます。

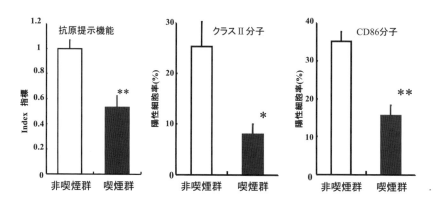

図19 肺胞マクロファージの抗原提示機能に及ぼす影響
*: $p<0.05$ **: $p<0.01$

6.3 T細胞, B細胞の増殖への影響

次に, 喫煙の影響を受けた肺胞マクロファージはT細胞, B細胞に直接影響を与えているのか否かについて検討しました。T細胞, B細胞はそれぞれに刺激物質を加えると, 刺激を受けて増殖します。この反応を利用して次の実験を行いました。

T細胞に刺激物質を加え, 喫煙群または非喫煙群の肺胞マクロファージを加えました。両群に大きな差はなく, T細胞の増殖に肺胞マクロファージが与える影響はないことがわかりました。一方, B細胞に刺激物質を加え, 喫煙群または非喫煙群の肺胞マクロファージを加えたところ, 喫煙群の肺胞マクロファージを加えた場合, B細胞の増殖が抑制されました。図20に示す通りです。つまり, 喫煙の影響を受けた肺胞マクロファージはT細胞の増殖には影響を与えないが, B細胞の増殖に強い抑制的な影響を与えることが明らかになりました。

同様の実験系で, この抑制作用について喫煙群の肺胞マクロファージ濃度を変えて, 刺激したB細胞に加えると, 図21に示す通り, 肺胞マクロファージの添加濃度に比例して, B細胞の増殖が抑制されました。この実験で, 重ねて, 喫煙の影響を受けた肺胞マクロファージがB細胞の増殖を濃度依存的に抑制することが明らかになりました。

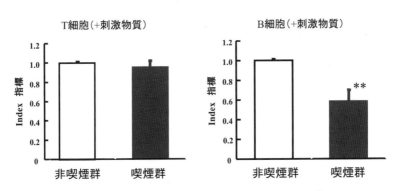

図20 肺胞マクロファージのT細胞, B細胞に及ぼす影響
**: $p<0.01$

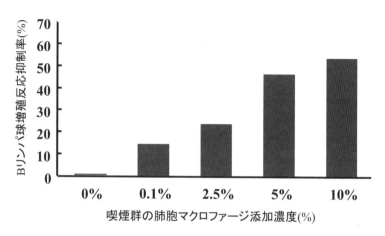

図21　肺胞マクロファージのB細胞増殖（刺激物質存在下）に及ぼす影響

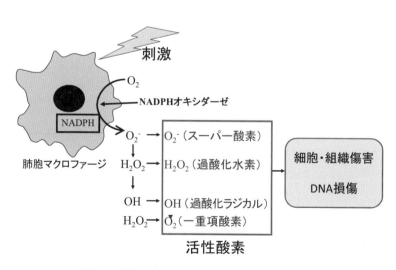

図22　肺胞マクロファージの活性酸素産生の機構

6.4 肺胞マクロファージによるB細胞の増殖抑制の機構

それでは,喫煙の影響を受けた肺胞マクロファージはどのようにB細胞の増殖を抑制しているのでしょうか。B細胞の増殖を抑制する要因として,肺胞マクロファージが抑制物質を産生している可能性が考えられます。肺胞マクロファージは特に酸素が多い環境下に存在するので,この酸素を利用して活性酸素を産生します。活性酸素を産生することによって,外部から侵入してきたウィルス,細菌などの微生物を殺すことができるからです。活性酸素は殺菌作用が非常に強く,微生物の侵入などの刺激が加わると,肺胞マクロファージは周囲の酸素と,自身がもっているNADPHオキシダーゼという酵素を使って活性酸素を産生します。活性酸素には,図22に示すものなどがありますが,特にO_2^-, H_2O_2, OH^-は非常に強い活性酸素です。少量であれば,上手く細菌やウィルスに働き,病原微生物を殺傷するのですが,過剰に産生されると,細胞や組織までもが障害され,さらにはDNAまでもが損傷を受けてしまいます。

そこで,喫煙群と非喫煙群の肺胞マクロファージの活性酸素産生量を測定しました。図23に示す通り,喫煙群の肺胞マクロファージはいずれの活性

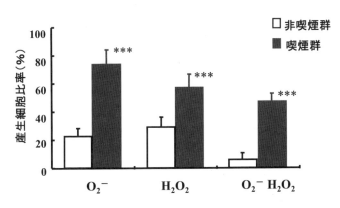

図23 肺胞マクロファージの活性酸素産生に及ぼす影響
***: p<0.001

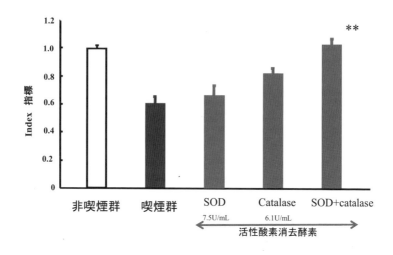

図24 肺胞マクロファージによるB細胞増殖に対する活性酸素消去酵素の影響
**: p<0.01

酸素も，非喫煙群に比べて非常に強く産生していることがわかりました。つまり，喫煙がひとつの刺激となり，肺胞マクロファージは活性酸素を大量に，かつ過剰に産生することが明らかになりました。

先ほど6.3にて，喫煙群の肺胞マクロファージがB細胞の増殖を抑制したことを示しました。さらに，図23に示した結果を受けて，B細胞の増殖抑制の原因として，活性酸素の可能性が高まりました。そこで，活性酸素消去酵素（SOD: super oxiside dismutase は主に O_2^- を catalase は主に H_2O_2 を消去する）を使って実験を行いました。6.3の実験系と同様に，肺胞マクロファージに増殖抑制されているB細胞に活性酸素消去酵素（SOD, catalase）を加えると，図24に示す通り，増殖抑制されていたB細胞の抑制が回復しました。さらに，SODとcatalaseの両方を加えると，非喫煙群と同レベルの増殖にまで回復しました。つまり，B細胞の増殖抑制は，喫煙により刺激を受けた肺胞マクロファージから過剰に産生された活性酸素が原因であるということが明らかになりました。

6.5 肺胞マクロファージの抗体産生への影響

　喫煙の影響を受けた肺胞マクロファージは，B 細胞の増殖を抑制することがわかりましたが，B 細胞の抗体産生機能には影響があるのでしょうか。そこで，肺胞マクロファージの抗体産生機能への影響について，プラーク法を用いて調べてみたところ，非喫煙群に比べて喫煙群の抗体産生機能が低下していることがわかりました。図 25 に示す通りです。

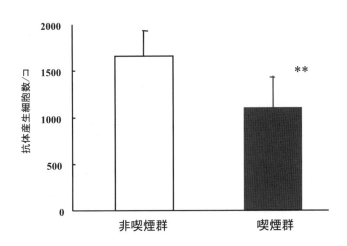

図 25　肺胞マクロファージが抗体産生に及ぼす影響
**: p<0.01

6.6 肺胞マクロファージのサイトカイン産生への影響

6.1で説明したように,抗体産生の機構には肺胞マクロファージによる抗原提示機能と共に,肺胞マクロファージから産生されるサイトカインの助けが必要です。喫煙により,B細胞の抗体産生機能が低下しているということは,抗原提示機能の他に,抗体産生に関わるサイトカイン量が減少している可能性も考えられます。抗体産生の初期に深く関わるサイトカイン,IL-1βについて,肺胞マクロファージの遺伝子発現量を調べました。図26に示す通り,非喫煙群に比べて喫煙群の肺胞マクロファージの遺伝子発現量は減少していることがわかりました。つまり,B細胞の抗体産生機能の低下は,喫煙の影響を受けた肺胞マクロファージのIL-1β遺伝子発現量の減少が原因のひとつであるということが考えられます。

喫煙による抗体産生機能への影響として,肺胞マクロファージが過剰に産生する活性酸素により,B細胞の増殖機能が抑制されると共に,肺胞マクロファージから産生されるサイトカイン,IL-1βの減少が関係していることが示唆されました。

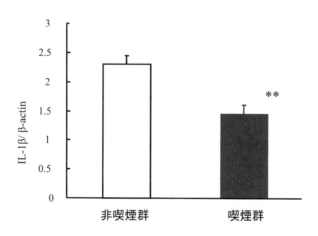

図26 肺胞マクロファージのIL-1βmRNA発現への影響
**: $p<0.01$

7．喫煙による活性酸素産生への影響

7．喫煙による活性酸素産生への影響

7.1 活性酸素によるDNAへの影響

　先ほど6.3にて，喫煙の影響を受けた肺胞マクロファージが活性酸素を過剰に産生し，その影響によってB細胞の増殖が抑制されたことを説明しましたが，過剰に産生された活性酸素は細胞に対してどのような影響を与えるのでしょうか。ひとつは，細胞内のDNAに働き，図27に示すようにDNAが切断されます。もうひとつは，DNAを構成する塩基のひとつ，グアニンに働き，通常は8位の部位が（-H）であるのに対し，ヒドロキシル基（-OH）に変化します。つまり，活性酸素の働きで変異したグアニンができます。8位にヒドロキシル基がつくので，8-ハイドロキシデオキシグアニン（8-OHdG）というグアニンに変化するのです。これらをDNA損傷と呼び，8-OHdGが非常に問題となります。損傷を受けたDNAを正常なDNAに修復しようとする際に，ミスマッチが起こって，異常なDNAができる可能性が高まります。また，本来グアニンはシトシンと結合するのですが，8-OHdGはアデニンと結合してしまいます。つまり，異常なDNAが作られ，異常なDNAから異常細胞つまりがん細胞が出現するので，発がんの可能性が高まります。過剰な活性酸素に曝されるということは，目には見えないDNAレベルで強い影響を受けるということなのです。

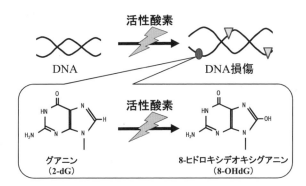

▽ DNA切断→欠損，修復時のエラーによる変異
● DNA塩基損傷→誤塩基対合による変異

図27 活性酸素によるDNA損傷の過程

7.2 肺胞マクロファージのDNA損傷への影響

喫煙がDNAに与える影響を細胞レベルで見る簡単な方法があります。コメットアッセイという方法です。コメットというのは日本語で彗星という意味で，彗星はテイル（尾）を出しているのが特徴的です。肺胞マクロファージを回収して，図28に従って処理し，電気泳動後サイバーグリーンで蛍光染色します。その細胞のDNAが切断されていたら，丸く黄色く見える核内に，小さなDNA断片があります。もともとDNAはマイナスの電荷を持っているので，電気泳動という操作で電気を流すと，DNAはプラス電極の方へ流れていきます。小さなDNA断片があれば有るほど，これら断片がプラス電極へ移動するので，このような形のテイルを観察することができます。これが見た目上，彗星のようにみえるので，コメットアッセイと呼ばれています。そして，この染色されたDNA断片の移動距離を測定することによって，あるいは移動したDNA含量を測定することによって，DNA損傷の程度を評価できるのです。

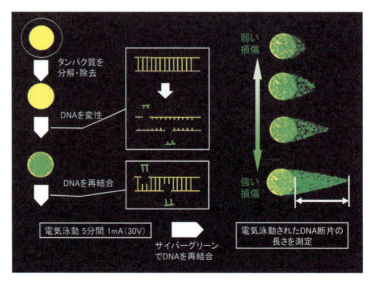

図28　コメットアッセイの原理

7．喫煙による活性酸素産生への影響

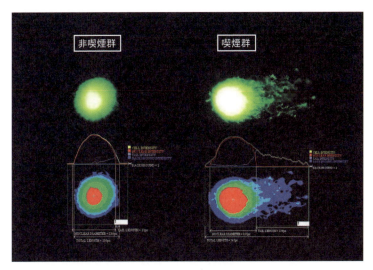

図 29　肺胞マクロファージの DAN 損傷に及ぼす影響

　この方法で，喫煙による DNA 損傷を調べました。結果は，図 29 に示す通りで，非喫煙群に比べ，喫煙群の DNA は切断された断片がプラス電極に向かって移動しているところがわかります。赤い部分はしっかり核の有るところで，緑の部分は DNA が切断されて，電気泳動で流されたところです。喫煙が，明らかに DNA 損傷を引き起こすことが確認できました。

7.3 肺胞マクロファージの染色体異常への影響

　DNA が傷つくということは，DNA が収納されている染色体にも異常を起こしている可能性が考えられます。喫煙による染色体異常への影響を CGH（comparative genomic hybridization）法を用いて測定しました。原理は図 30 に示す通りで，喫煙群の肺胞マクロファージ DNA を回収し，緑色に標識します（テスト DNA）。正常な DNA を赤色に標識します（ノーマル DNA）。事前に用意しておいた染色体標本にテスト DNA とノーマル DNA を同時に添加すると，染色体標本にそれぞれの DNA が組み込まれていきます。テスト DNA が正常であれば，テスト DNA とノーマル DNA が同量組み込まれる

喫煙を科学する

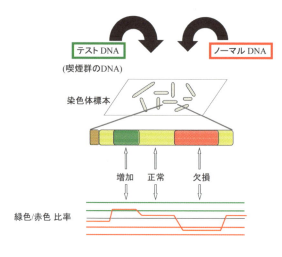

図30　CGH法の原理

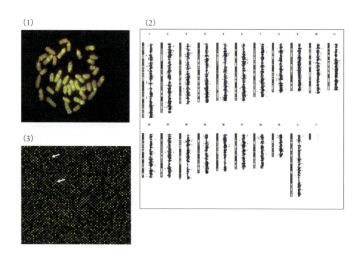

図31　肺胞マクロファージの染色体異常への影響

7. 喫煙による活性酸素産生への影響

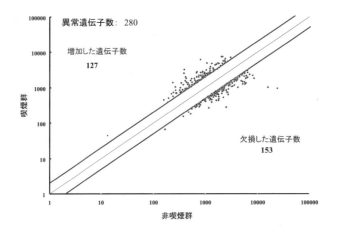

図32　異常が認められた遺伝子

ので，図31（1）のように緑と赤が混ざって黄色に見えます。染色体に異常があると，緑色や赤色の部分が現れます。緑の部分はその部位に遺伝子の異常な増加が起こっていることを示し，赤い部分はその部位に欠損が生じていて，代わりに赤色に標識したノーマルDNAが組み込まれたことを示します。

マウスの染色体を1番から19番とX染色体それぞれについて，スキャニングしました。図31（2）に示す通りです。染色体上の欠損，増加している部位がわかったので，次にその部位がどの遺伝子に対応しているかを同定するため遺伝子ごとに調べました。約4万個の遺伝子をスライドグラス上に1つずつ並べて，調べていきます。先ほどと同様，緑の部分は増加，赤い部分は欠損，黄色は正常な遺伝子として確認していきます。図31（3）にその一部を示しました。結果は，4万個のうち，全部で280個の異常遺伝子が同定できました。そのうち，127個が喫煙によって増加した遺伝子，153個が欠損した遺伝子です。

図32は，代表的な遺伝子の増減をスキャッチャードプロットにより，ひとつひとつ点で示しました。正常な遺伝子は赤線よりも内側に入ります。左上の範囲に増加した遺伝子，右下の範囲に欠損した遺伝子を示しています。

増加した遺伝子は，ケモカインの遺伝子や ECT2 などがん遺伝子です。欠損した遺伝子は，カドヘリン，プロスタグランジン I2 などの遺伝子です。カドヘリンは細胞の接着分子に関連した遺伝子で抗原提示にも関係しています。プロスタグランジン I2 は特殊な遺伝子で，高血圧を抑制する遺伝子です。これが減少するということは，高血圧になる可能性を意味します。現時点では，以上の遺伝子について，喫煙による影響が明らかになっています。

8．喫煙による肺胞マクロファージのアポトーシスへの影響

8. 喫煙による肺胞マクロファージのアポトーシスへの影響

8.1 DNA 損傷によるアポトーシス

　細胞内の DNA 損傷が起こると，それに続く様々な反応が生じて，しばしば細胞死（アポトーシス）が起きます。細胞死には通常ふたつの異なった形式があり，アポトーシス（アポトー死す）とネクローシス（ネクロー死す）と呼びます。ネクローシスは，急激な細胞の損傷などによる偶発的で非生理的な細胞死です。細胞や核が破壊して細胞内の消化酵素や有害物質が放出されるため，周囲の組織が損傷を受け，二次的炎症反応を引き起こします。一方，アポトーシスは，組織において不要となった細胞を効率よく排除するための生理的なプログラム細胞死です。この細胞死は，細胞の縮小，クロマチンの凝集，核の濃縮と断片化，細胞膜の変性，アポトーシス小体の出現を伴い，最終的にはマクロファージに取り込まれ消化されるので，炎症反応が起こることはありません。

　私たちの身体では毎秒数十万の細胞が作られ，恒常性の維持や免疫細胞の調整のために，同じくらいの数の細胞がアポトーシスにより死にます。また，アポトーシスは過剰な酸化的ダメージ，特に DNA 損傷への中心的な防御反応でもあり，正常な免疫機能に必要不可欠な細胞死なのです。

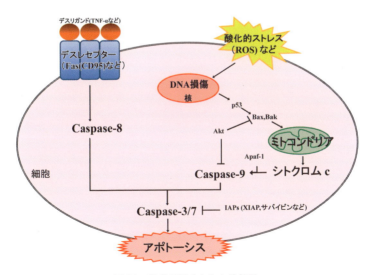

図33　異常が認められた遺伝子

8.2 アポトーシスの経路

アポトーシスにはいくつかの経路がありますが、主な経路として、細胞表面に存在するデスレセプター（受容体）から生じるものと、細胞小器官ミトコンドリアを介するものがあります。デスレセプターから生じるシグナルでは、カスパーゼ8（Caspase-8）が活性化され、アポトーシス誘導が起こります。ミトコンドリアを介するアポトーシスでは、ミトコンドリア膜電位の低下、ミトコンドリアの膨化などに伴うミトコンドリア外膜の崩壊によりミトコンドリア膜間腔から細胞質へシトクロム c（cytochrome c）が放出され Caspase-9 の活性化、その後アポトーシスが誘導されます（図33）。

8.3 肺胞マクロファージのデスレセプター発現とミトコンドリア膜電位

7章において、喫煙による肺胞マクロファージの DNA 損傷が示されたことから、その後、DNA 損傷を受けた細胞がアポトーシスを起こしているのかどうか検討しました。まず、ひとつめの経路に関わるデスレセプターについて、デスレセプターのひとつである Fas レセプター（CD95）の発現量を、

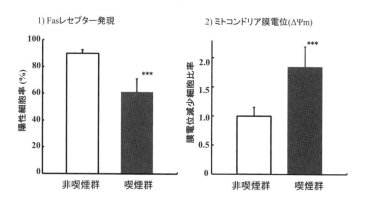

図34 肺胞マクロファージの Fas レセプター発現とミトコンドリア膜電位
 ***: $p<0.001$

フローサイトメーターを用いて確認しました。もうひとつの経路については，ミトコンドリア膜電位の低下の有無を確認しました。結果は図 34 に示す通りです。Fas レセプターの発現量は，非喫煙群に比べて喫煙群で有意に減少しました。ミトコンドリア膜電位については，ミトコンドリア膜電位が低下している細胞が非喫煙群に比べて喫煙群で有意に増加していました。つまり，喫煙により Fas レセプターを介したアポトーシスが誘導されている可能性は低く，ミトコンドリアを介した経路でアポトーシスが起こっている可能性が示唆されました。

8.4 肺胞マクロファージの Caspase-3/7 活性

8.3 において，喫煙による肺胞マクロファージの DNA 損傷の結果，ミトコンドリアを介した経路でアポトーシスが起こっている可能性が示唆されたので，次に実際のアポトーシスの実行役である Caspase-3/7 の活性を測定しました。結果は図 35 の通りです。Caspase-3/7 活性は非喫煙群に比べて喫煙群で有意に減少しました。ミトコンドリアの膜電位の低下が認められたにも関わらず，アポトーシスは引き起こされないことが示唆されました。

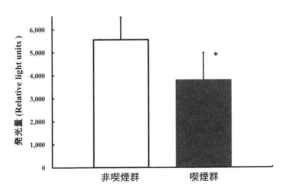

図 35　肺胞マクロファージの Caspase-3/7 活性
*: $p<0.05$

8.5 肺胞マクロファージの DNA 合成と細胞増殖

8.4 において,喫煙による肺胞マクロファージのアポトーシスが否定されたので,次に肺胞マクロファージの DNA 損傷に対する修復(DNA 合成)もしくは喫煙の刺激により肺胞マクロファージが増殖し生存し続ける可能性について検討しました。DNA が修復される際には,切断され失われた DNA 鎖の再合成と再結合が行われますので,DNA を構成する塩基のひとつチミジンに前もって放射性活性を印としてつけておき(^{3}H-Tymidine),DNA 鎖に取り込まれた放射活性量を測定しました。細胞増殖については生細胞数の吸光度により評価しました。結果は図 36 の通りです。^{3}H-Tymidine の放射活性量は,非喫煙群に比べて喫煙群で有意に増加しました。細胞増殖については,両群で大きな差は認められませんでした。つまり,DNA 損傷を受けた肺胞マクロファージは DNA 合成の増加が認められましたが,その原因として細胞増殖によるものではないことが示唆されました。

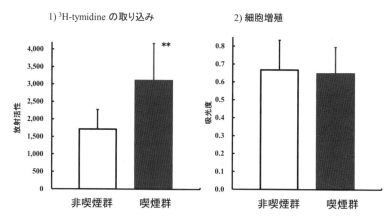

図36　肺胞マクロファージの DNA 合成と細胞増殖
**: p<0.01

8. 喫煙による肺胞マクロファージのアポトーシスへの影響

8.6 肺胞マクロファージの DNA 修復

8.5 において，喫煙による DNA 合成の増加が，細胞増殖によるものではないことが示唆されましたので，DNA 修復の可能性についてさらに検討しました。喫煙群の肺胞マクロファージを回収し 24 時間培養した後に，7 章で行ったコメットアッセイを同様に行い，DNA 修復を評価しました。結果は図 37 に示す通りで，DNA 損傷の指標となるテールモーメント，テールレングス共に培養前に比べ，24 時間培養後の DNA 損傷が有意に減少しました。つまり，喫煙により生じた DNA 損傷は，その後修復されることが示唆されました。

以上のことから，喫煙により生じた肺胞マクロファージの DNA 損傷は，アポトーシスを誘導せず，修復されると考えられ，連続した喫煙による DNA 損傷と修復の繰り返しや修復時のミスが突然変異などにつながり，喫煙による肺胞マクロファージの機能低下に関わっていると考えられます。

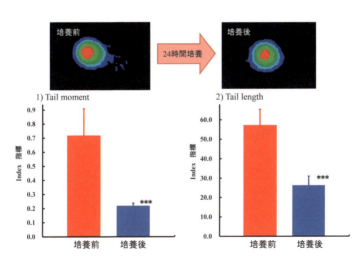

図 37　喫煙により誘導された肺胞マクロファージの DNA 損傷に対する修復
***: $p<0.001$

9. 喫煙による肺胞マクロファージの抗腫瘍性への影響

9. 喫煙による肺胞マクロファージの抗腫瘍性への影響

9.1 肺胞マクロファージの抗腫瘍性

　発がんとは，簡単に言うと，異常な DNA をもつ細胞が増殖することです。異常な DNA というのは，正常細胞の DNA が周りの様々な物質の影響を受けて，傷付けられて作られます。発がん物質と言われるものには，DNA と付加体を作り，DNA の構造を変えてしまうものが多くあります。もちろん，発がん物質だけではなく，7 章で説明した活性酸素も DNA のもつグアニンを 8-OHdG という正常ではないグアニンに変化させ，本来のシトシンではなく，アデニンと結合させて誤塩基対を起こしてしまいます。つまり，活性酸素も異常な DNA を作らせ，発がんの原因になります。そして，その様々な要因でできてしまったがん細胞をいち早く異常細胞と認識して，排除してくれるのが肺胞マクロファージです。

9.2 喫煙による抗腫瘍性への影響

　本来，肺胞マクロファージは抗腫瘍性を持ち，がん細胞を見つけては排除してくれているのですが，この肺胞マクロファージがもつ抗腫瘍性は喫煙に

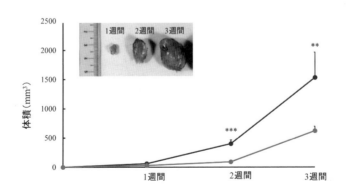

図38　肺胞マクロファージによる腫瘍細胞の腫瘍形成に及ぼす影響
　　　—：非喫煙群＋腫瘍細胞，—：喫煙群＋腫瘍細胞，
　　　：$p < 0.01$, *：$p < 0.001$

よって影響を受けるのでしょうか。マウスを使って検討しました。両群の肺胞マクロファージを回収し，肺がん細胞（Lewis Lung Carcinoma）と混合させてマウスの鼠径部に移植しました。一週間ごとに，腫瘍の長径と短径を測定し，体積を算出した結果を図38に示しました。非喫煙群の腫瘍体積に比べて喫煙群の腫瘍体積は大きく増加しました。喫煙の影響を受けた肺胞マクロファージは抗腫瘍性が低下し，逆に腫瘍の増殖を促進させることがわかりました。

9.3 喫煙による肺転移への影響

続いて，9.2と同様に各群の肺胞マクロファージと肺がん細胞の混合液をマウスの尾静脈から移植し，肺がん細胞の肺転移への影響も検討しました。移植から3週間後に肺を摘出し，図39に示した1)肺肉眼所見，2)肺重量，3)肺組織所見について喫煙による肺転移への影響を評価しました。1)肺肉眼所見では，非喫煙群に比べ喫煙群でより多くの転移したがん細胞の塊（結節）があり，また大きな結節が確認されました。2)肺重量に関しては，非喫煙群に比べ喫煙群の肺重量の増加が認められました。3)肺組織所見で肺の断面を観察しますと，非喫煙群に比べ喫煙群の肺組織内にがん細胞の転移と浸潤が強く見られました。これらの結果から，喫煙の影響を受けた肺胞マクロファージは抗腫瘍性が低下し，むしろがん細胞の増殖と転移を促進させたと考えることができます。

9．喫煙による肺胞マクロファージの抗腫瘍性への影響

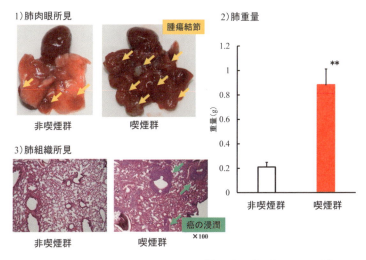

図39　肺胞マクロファージによる腫瘍細胞の肺転移に及ぼす影響
**: $p < 0.01$

10. アレルギー，肺炎症と喫煙

10. アレルギー，肺炎症と喫煙

10.1 アレルギー反応

近年，問題となっている免疫反応のひとつにアレルギー疾患があります。アレルギーとは，食べ物，ハウスダストや花粉など，特に害のない特定の異物（アレルゲン）に対して過剰に起こる免疫反応のことを言います。このアレルギー疾患に対して喫煙はどのように影響するのでしょうか。

アレルギー反応の誘導には花粉症の主な原因として知られている日本スギ花粉を用いました。アレルゲンのひとつであるスギ花粉はスギ科スギ属の常緑針葉樹の花粉であり，1.2 で説明した通り直径約 30μm の球状で存在します。呼吸の仕方によっては花粉そのものが直接肺内に吸入されたり，花粉が潰れて花粉内の微細な花粉粒子が肺胞領域に到達したりして，肺胞マクロファージと接触すると考えられます。そして，このアレルゲンの刺激を受けた肺胞マクロファージから様々な免疫反応が誘導されます。また，肺の炎症反応に深く関与する免疫細胞として好中球が知られています。好中球は，細菌やウィルス感染などの刺激に対して末梢血から組織に浸潤し，貪食や殺菌を行う免疫細胞で，細胞の顆粒内にもつ強力な酵素を用いて病原体の殺菌を行います。アレルギー反応においては，肺胞マクロファージに加え好中球の関わりにも注目して検討してみましょう。

10.2 スギ花粉アレルギーに対する喫煙の影響

スギ花粉の刺激によるアレルギー反応に喫煙がどのように影響しているのか検討しました。喫煙をさせたマウスにスギ花粉を噴霧器を用いて気管支内投与しました。非喫煙のマウスにも同様の操作を行いました。24 時間後に，両群のマウスから BAL により肺胞内の細胞を回収し，総細胞数及び肺胞マクロファージと好中球の細胞比率を調べました。総細胞数は，両群に大きな差はありませんでしたが，好中球比率は，非喫煙群に比べて喫煙群で有意に低下しました。図 40 の 1) に示すように，非喫煙群では好中球（くびれた核が特徴的）が大部分を占めているのに比べて，喫煙群では好中球以外に肺胞マクロファージが多く確認できます。

タバコ煙とスギ花粉吸入による肺病理組織所見に関しては，非喫煙群に比べて喫煙群において，吸入されたスギ花粉粒子が気道，肺間質に認められ，

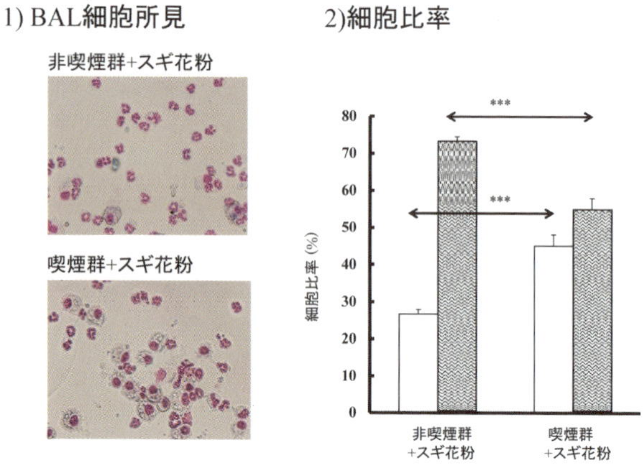

喫煙を科学する

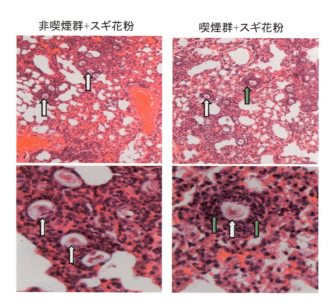

1) BAL細胞所見　　2)細胞比率

図40　タバコ煙とスギ花粉吸入による肺胞内細胞
☐:肺胞マクロファージ(AM)　▨:好中球　***: p<0.001

図41　タバコ煙とスギ花粉吸入による肺組織
⬆(緑):好中球の集積　⬆(白):スギ花粉

10. アレルギー，肺炎症と喫煙

　図41に示した通り，特に肺間質内のスギ花粉粒子の周囲に強い好中球の細胞浸潤が認められました。肺間質の肥厚による肺胞腔の消失もより強く認められ，喫煙による肺炎症の増悪が確認されました。スギ花粉によるアレルギー反応は，毛細血管から肺への好中球の流入を引き起こしますが，喫煙は好中球の肺間質から肺胞腔への流入を抑制すると考えることができます。その結果，好中球が肺間質にとどまり集積して肺組織を傷害し，喫煙がアレルギー性肺炎症を更に増悪する可能性が示唆されました。

　同様に，LPS（リポ多糖，グラム陰性菌の外膜に存在する成分）誘導の肺炎モデルについても，喫煙の影響により好中球の肺胞内への流入を抑制し，肺間質に集積するという結果が得られています。このことからも，喫煙はアレルギー反応に影響を与え，アレルゲンの刺激によって浸潤してきた好中球を肺間質にとどまらせ肺炎症を増悪させていることがわかります。

11. まとめ

11. まとめ

　今までのデータを元に図42にまとめました。タバコ煙と免疫とがんの関係を，DNA損傷の視点から考えてみましょう。非喫煙では，肺に存在する肺胞マクロファージは，外から侵入してきた病原体や異物を取り込み，抗原提示することでT細胞に抗原情報を伝え，B細胞の抗体産生へと進めていきます。これが，正常な免疫反応です。この正常な免疫反応に喫煙の影響が加わるとどのようなことが起こるでしょうか。喫煙によって，タバコ煙に含まれる粒子が肺に取り込まれます。取り込まれた粒子が刺激となり肺胞マクロファージが反応して，活性酸素を過剰に産生します。過剰に産生された活性酸素は様々な細胞や組織に作用します。

　一つ目は，肺胞マクロファージです。活性酸素が肺胞マクロファージのDNAを傷つけ，その結果，抗原提示に関連する分子の発現を減少させました。抗原提示機能が低下すると，T細胞に抗原情報が伝わらず，最終的にB細胞は抗原に対する抗体が産生できません。肺胞マクロファージによる抗原提示機能の低下とタバコ煙粒子取り込みによる貪食機能の低下により，病原体が体内に侵入してきた場合，容易に感染を起こしてしまうでしょう。

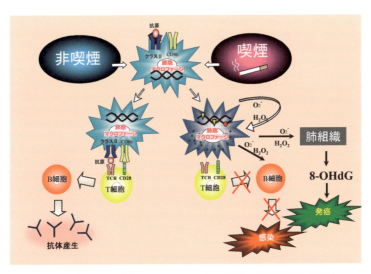

図42　喫煙による肺胞マクロファージ，B細胞の抑制機構と発がん

- 現在のマクロファージの分類
    1. M1マクロファージ(肺胞マクロファージ)
        ・抗癌性
        ・IL-1β, 活性酸素を産生
        ・CD11c
    2. M2マクロファージ
        ・癌組織, 癌促進性
        ・IL-1β, 活性酸素を産生しない
        ・CD206

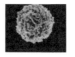

 喫煙

- 喫煙により誘導される異常肺胞マクロファージ
    3. 新しいタイプ M3マクロファージ?
        ・癌促進
        ・活性酸素の過剰産生, IL-1βの産生抑制
        ・M1+M2= M3マクロファージの出現?

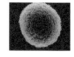

図43 喫煙により出現した肺胞マクロファージ

　二つ目は，B細胞です。活性酸素がB細胞の増殖を抑制しました。B細胞の増殖が抑制されて，抗原に対する抗体が作れず，さらに感染が起こりやすい状況になります。

　三つ目は，肺組織です。活性酸素が肺組織に作用して，細胞内に8-OHdGを生成し，DNAの構造異常を起こします。これによって，異常なDNAを持つ細胞ができて，発がんへと進んでいきます。正常な免疫機能が働けば，肺胞マクロファージが異常細胞を素早く見つけて排除し，発がんを防ぐことができます。しかし，残念ながら喫煙によって何度もDNA損傷と修復を繰り返し，正常ではなくなった肺胞マクロファージは免疫機能が低下し，抗腫瘍性も低下するので，がん細胞の増殖を促進させた結果からもわかるように，異常細胞を排除する力も低下し，発がんの危険性が高まります。

　現在のところ，図43のようにマクロファージはM1とM2の2つのタイプに分類されています。M1マクロファージは，サイトカインや活性酸素を産生し，抗がん作用を持ったマクロファージで，非喫煙群の肺胞マクロファージはM1マクロファージです。一方，M2マクロファージは，サイトカインや活性酸素の産生が少なく，抗がん作用が無く，逆にがんの増殖を促進するマクロファージです。喫煙により誘導された肺胞マクロファージ（肺胞真っ

11. まとめ

黒ファージ）は，活性酸素の産生が過剰に促進され，がんの増殖・転移を促進するマクロファージであることから，M1 と M2 の両方の性質を持った新しいタイプの異常なマクロファージ，M3 マクロファージが出現した可能性が考えられます。

つまり，ひとつの考え方として，喫煙による影響はタバコの煙に含まれている発がん物質だけではなく，実は喫煙による免疫細胞，特に肺胞マクロファージの機能の変化が深く関わっているということが明らかになりました。また，形態的，機能的に変化した異常な肺胞マクロファージはCOPD（慢性閉塞性肺疾患），肺がんなどの発症とアレルギー性肺炎の増悪にも深く関係していると考えられます。

以上のことを踏まえて，タバコはできるだけ吸わない方が望ましいでしょう。その気持ちを込めて，最後はタバコを固く締めくくり，この話を締めくくりたいと思います。

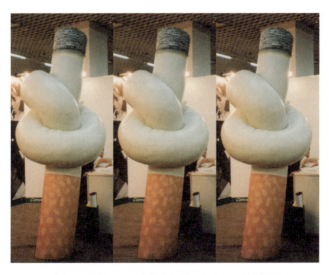

図44　世界タバコと健康会議　北京にて著者撮影

12. 参考文献

12. 参考文献

- 金森千香，竹内実. タバコ喫煙とスギ花粉アレルゲンの関係. アレルギーの臨床, 38(10):72-75, 2018.
- 竹内実. 日本国産蜜蜂による好中球の走化活性. アグリバイオ, 12(13):96-99, 2018.
- 金森千香，竹内実. スギ花粉による肺胞マクロファージ，T細胞の免疫応答と喫煙の影響. アレルギーの臨床, 38(6):83-86, 2018.
- 竹内実. タバコ煙とスギ花粉アレルゲンの関係. アレルギーの臨床, 38(4):84-87, 2018.
- 竹内実. 蜂蜜の秘密を探る. 化学と工業, 70(12):1080-1082, 2017.
- 竹内実. タバコ煙とスギ花粉アレルゲン吸入による肺免疫応答. アレルギーの臨床, 37(12):70-73, 2017.
- 湯浅愛里，田中美子，宇野真由奈，金森千香，竹内実. 日本国産ハチミツの免疫細胞とLipopolysaccharide（LPS）誘導性肺炎症に及ぼす影響. 京都産業大学先端科学技術研究所所報, 第16号, 1-12, 2017.
- 吉田芽生，林香里，渡谷理沙，古藤惇，佐々木大樹，竹内実，松本耕三. 国産ローヤルゼリーの肥満性糖尿病マウス（KK-Ay）における肥満抑制効果並びに高血糖降下作用機構に関する研究. 京都産業大学先端科学技術研究所所報, 第16号, 51-71, 2017.
- 竹内実. 喫煙のスギ花粉吸入に及ぼす影響. アレルギーの臨床, 37(4):69-72, 2017.
- 竹内実. 喫煙とスギ花粉アレルゲンの吸入. アレルギーの臨床, 37(2):64-67, 2017.
- Yi-Hsin Shen, Alexa K. P. Pham, Minoru Takeuchi, Kent E. Pinkerton. Sex and strain-based inflammatory response to repeated tobacco smoke exposure in Spontaneously Hypertensive and Wistar Kyoto rats. Inhalation Toxicology, 28:677-685, 2016.
- M Takeuchi, M Takasaki, N Miwa, Y Tanaka, K.E. Pinkerton. Immunotoxic Effect of Cigarette Smoke as Environmental Factor on Immune Functions and DNA damage in Alveolar Macrophages. Toxicology Letters, 259:150, 2016.
- 木村沙也加，宇野真由奈，田中美子，竹内実. 蜂蜜による好中球の抗腫瘍作用と貪食機能への影響. 京都産業大学先端科学技術研究所所報, 第15号, 1-11, 2016.
- 竹内実. スギ花粉アレルゲン吸入による免疫応答に対する喫煙の影響. アレルギーの臨床, 36(10):70-73, 2016.
- 野瀬雅仁，竹内実. スギ花粉の肺胞マクロファージと好中球への影響と喫煙. アレルギーの臨床, 36(3):43-47, 2016.
- 野瀬雅仁，竹内実. 喫煙のアレルゲン吸入による肺胞マクロファージへの影響とアレルギー. アレルギーの臨床, 35(12):49-53, 2015.

- Xueting Lia, Min Xue, Otto G. Raabe, Holly L. Aaron, Ellen A. Eisen, James E. Evans, Fred A. Hayes, Sumire Inaga, Abderrahmane Tagmout, Minoru Takeuchi, Chris Vulpe, Jeffrey I. Zink, Subhash H. Risbud, Kent E. Pinkerton. Aerosol droplet delivery of mesoporous silica nanoparticles: A strategy for respiratory-based therapeutics. Nanomedicine: Nanotechnology, Biology, and Medicine, 11:1377-1385, 2015.
- 小池博嗣，山本理沙，富岡閲子，中野美穂，西川由美，林清音，松本真弓，駒由佳，中村嘉宏，脇本栄子，竹内実，藤野裕司．顕微授精法において精子濃度が胚発育成績に及ぼす影響—顕微授精法に関する検討—．日本受精着床学会雑誌, 32(1):20-23, 2015.
- 田中美子，髙崎摩依子，三輪奈緒子，高橋純一，竹内実．日本国産蜂蜜による好中球の走化活性に及ぼす影響．京都産業大学先端科学技術研究所所報, 第14号, 1-12, 2015.
- 小池博嗣，山本理沙，富岡閲子，中野美穂，西川由美，林清音，松本真弓，駒由佳，中村嘉宏，脇本栄子，竹内実，藤野裕司．体外受精胚移植におけるアネキシン磁気細胞分離システムを用いた精子選別法の成績．日本受精着床学会雑誌, 31(2):200-203, 2014.
- Masaaki Sakura, Yoichi Chiba, Emi Kamiya, Ayako Furukawa, Noriko Kawamura, Masanao Niwa, Minoru Takeuchi, Yasushi Enokido, Masanori Hosokawa. Differences in the Histopathology and Cytokine Expression Pattern between Chronological Aging and Photoaging of Hairless Mice Skin. Modern Research in Inflammation, 3:82-89, 2014.
- 川添彩香，竹内実．Lipopolysaccharide (LPS) による肺炎症の誘導機構と喫煙の影響．京都産業大学論集 自然科学系列, 第43号, 39-73, 2014.
- 田中美子，髙崎摩依子，瀧谷崇大，高橋純一，廣野由里子，竹内実．日本国産蜂蜜によるマクロファージと好中球の免疫機能に及ぼす影響．京都産業大学先端科学技術研究所所報, 第13号, 1-16, 2014.
- 高橋純一，竹内実，松本耕三，野村哲郎．日本で飼養されているセイヨウミツバチの系統．京都産業大学先端科学技術研究所所報, 第13号, 25-37, 2014.
- 棚橋靖行, 川原瑞穂, 遠藤英輔, 竹内実．喫煙によるマウス気管支平滑筋の収縮および弛緩活性への影響．京都産業大学総合学術研究所所報, 第9号, 227-234, 2014.
- Yuriko Hirono, Yasuyuki Tanahashi, Kazuma Sasaki, Kenjiro Konno, Yuki Shirai, Kengo Kobayashi, Azusa Someya, Sumire Inaga, Masaaki Sakura, Kent E. Pinkerton and Minoru Takeuchi. Alveolar macrophages functions and DNA damage in cigarette smoke-exposed mice. Journal of Advances in Bioscience and Biotechnology, 4:1-7, 2013.

12. 参考文献

- Hirono Y, Kawazoe A, Nose M, Sakura M, Takeuchi M. Cigarette smoke induce alteration of structure and function in alveolar macrophages. International Journal of Bioscience, Biochemistry and Bioinformatics, 3:125-128, 2013.
- 岡田大地,廣野由里子,田中美子,佐々木一馬,棚橋靖行,高橋純一,佐倉正明,竹内実.日本国産ハチミツによる肺胞マクロファージの免疫機能に及ぼす影響.京都産業大学先端科学技術研究所所報,第12号,33-34, 20133
- 棚橋靖行,竹内実.マウス気管平滑筋標本における張力測定法の開発.京都産業大学総合学術研究所所報,第8号, 131-136, 2013.
- 高橋純一,竹内実,松本耕三,野村哲郎.ミツバチおよびマルハナバチにおける微胞子虫の浸潤状況.京都産業大学先端科学技術研究所所報,第12号,59-68, 2013
- 重吉瑛里,竹内実.ジャングルハニーによる抗体産生機能への影響とその機構について.京都産業大学論集 自然科学系列,第42号,21-52, 2013.
- Sakura, Masaaki; Chiba, Yoichi; Kamiya, Emi; Furukawa, Ayako; Kawamura, Noriko; Niwa, Masanao; Takeuchi, Minoru; Hosokawa, Masanori. Spontaneous occurrence of photoaging-like phenotypes in the dorsal skin of old SAMP1 mice, an oxidative stress model. Experimental Dermatology, 22:62-64, 2013.
- Miyagawa, Yuriko Hirono, Ayaka Kawazoe, Eri Shigeyoshi, Masahito Nose, Masaaki Sakura, K.E. Pinkerton and Minoru Takeuchi. Effect of Hot Water Extract from Agaricus Blazei Murill on Chemotaxis of Neutrophils. Journal of Cosmetics, Dermatological Sciences and Applications, 3:12-17, 2013.
- Fukuda M, Kobayashi K, Hirono Y, Miyagawa M, Ishida T, Ejiogu EC, Sawai M, Pinkerton KE, Takeuchi M. Jungle Honey Enhances Immune Function and Antitumor Activity. Evid Based Complement Alternat Med., 2011:1-7, 2011.
- Miyahara, Emiko; Nishie, Makiko; Takumi, Shota; Miyanohara, Hiroaki; Nishi, Junichiro;Masahisa; Takeuchi, Toru.Yoshiie, Kiyotaka; Oda, Hiroshi; Takeuchi, Minoru; Komatsu, Masaharu; Aoyama, Kohji; Horiuchi, Environmental mutagens may be implicated in emergence of drug-resistant microbes. FEMS Microbiology Letters, 317:109-116, 2011.
- Koichiro Yoshimoto, Tsunao Kishida, Hiroshi Nakano, Masahiro Matsui2, Masaharu Shin-Ya, Taketoshi Shimada, Shigeru Nakai, Jiro Imanishi, Minoru Takeuchi, Yasuo Hisa and Osam Mazda. Interleukin-28B acts synergistically with cisplatin to suppress the growth of head and neck squamous cell carcinoma. Journal of Immunotherapy, 34:139-

148, 2011.
- 石田喬裕, 竹内実. 喫煙による肺胞マクロファージを介した抗原特異的および非特異的なリンパ球増殖反応に及ぼす影響. 京都産業大学論集 自然科学系列, 第40号, 71-108, 2011.
- Mayuko Miyagawa, Miki Fukuda, Yuriko Hirono, Ayaka Kawazoe, Eri Shigeyoshi, Masaaki Sakura, Toru Takeuchi, Osamu Mazda, Kent E. Pinkerton and Minoru Takeuchi, Effect of Jungle honey on chemotactic activity of neutrophils. Journal of ApiProduct and ApiMedical Science, 2:149-154, 2010.
- 廣野由里子, 竹内実. タバコ主流煙による肺胞マクロファージのDNA損傷の誘導とアポトーシスの制御. 京都産業大学論集 自然科学系列, 第39号, 63-93, 2010.
- Ishida T, Hirono Y, Yoshikawa K, Hutei Y, Miyagawa M, Sakaguchi I, Pinkerton KE, Takeuchi M. Inhibition of immunological function mediated DNA damage of alveolar macrophages caused by cigarette smoke in mice. Inhal Toxicol, Dec;21(14):1229-35, 2009.
- Izumo K, Horiuchi M, Komatsu M, Aoyama K, Bandow K, Matsuguchi T, Takeuchi M, Takeuchi T. Dehydroepiandrosterone increased oxidative stress in a human cell line during differentiation. Free Radic Res. Oct;43(10):922-31, 2009.
- Ishida T, Pinkerton KE, Takeuchi M. Alveolar macrophage from cigarette smoke-exposed mice inhibits B lymphocyte proliferation stimulated with LPS. Respiration. 77(1):91-5, 2009.
- 福田美樹, 宮川真由子, 竹内実. ジャングルハニーによる免疫機能への影響と抗腫瘍作用. 京都産業大学論集 自然科学系列, 第38号, 95-118, 2009
- Bei Yu, Urmila P. Kodavanti, Minoru Takeuchi Hanspeter Witschi and Kent E. Pinkerton. Acute tobacco smoke-induced airways inflammation in spontaneously hypertensive rats. Inhalation Toxicology, 20:623-633, 2008.
- 竹内実. 喫煙による抗体産生抑制. 臨床免疫・アレルギー科, 48 : 673-681, 2007.
- Nagai S, Handa T, Ito Y, Takeuchi M, Izumi T, Bronchoalveolar lavage in idiopathic interstitial lung diseases. Semin. Respir. Crit. Care Med.: 28(5):496-503, 2007.
- Matsugo S, Sasai M, Shinmori H, Yasui F, Takeuchi M and Takeuchi T. Generation of a novel fluorescent product, monochlorofluorescein from dichlorofluorescin by photo-irradiationdagger. Free Radic Res., 40:959-965, 2006.
- Asada H, Kishida T, Hirai H, Shin-Ya M, Imanishi J, Takeuchi M and Mazda O. Combination vaccine of dendritic cells (DCs) and T cells effectively suppressed

- preestablished malignant melanoma in mice. Cancer Lett., 240:83-93, 2006.
- Hiroshi Nakano, Tsunao Kishida, Hidetsugu Asada, Masaharu Shin-Ya, Takashi Shinomiya, Jiro Imanishi, Taketoshi Shimada, Shigeru Nakai, Minoru Takeuchi, Yasuo Hisa and Osam Mazda. Interleukin-21 Triggers both Cellular and Humoral Immune Responses Leading to Therapeutic Antitumor Effects against Head and Neck Squamous Cell Carcinoma. Journal of Gene Medicine, 8:90-99, 2006.
- 竹内実, 浅田秀基, 長井苑子. 喫煙と肺胞マクロファージの抗原提示能. 臨床免疫, 44:546-550, 2005.
- Rollin P. Tabuena, Sonoko Nagai, Takeo Tsutsumi, Tomohiro Handa, Takeuchi Minoru, Takeshi Mikuniya, Michio Shigematsu, Kunio Hamada, Takateru Izumi, Michiaki Mishima Cell Profiles of Bronchoalveolar Lavage Fluid as Prognosticators of Idiopathic Pulmonary Fibrosis/Usual Interstitial Pneumonia among Japanese Patients. Respiration, 72:490-498, 2005.
- Handa T, Nagai S, Shigematsu M, Tabuena RP, Takeuchi M, Mikuniya T, Hamada K, Izumi T, Mishima M. Patient characteristics and clinical features of Japanese sarcoidosis patients with low bronchoalveolar lavage CD4/CD8 ratios. Sarcoidosis Vasc Diffuse Lung Dis., 22(2):154-60, 2005.
- Mikuniya T, Nagai S, Takeuchi M, Izumi T. Differential effects of fosfomycin and corticosteroid on the molar ratio of interleukin-1 receptor antagonist/interleukin-1beta in the culture supernatants of mononuclear phagocytes from patients with sarcoidosis. J Infect Chemother, 10(5):293-8, 2004.
- M. Shinya, O. Mazda, C. Tsuchihara, H. Hirai, J. Imanishi and M. Takeuchi. Interleukin-2 abolishes myeloid cell accumulation induced by Lewis lung carcinoma. J. Interferon & Cytokine Research, 23:631-638, 2003.
- A. Nakajima, M. Koga, T. Takeuchi, O. Mazuda, T. Ishida and M. Takeuchi. Effect of hot water extract from agaricus blazeil murille on antibody production in mice. International Immunopharmacology, 2:1205-1211, 2002.
- Xu, B., Aoyama, K., Takeuchi, M., Matsushita, T. and Takeuchi, T. Expression of cytokine mRNA in mice cutaneously exposed to folmaldehyde. Immunology Letters, 84:49-55, 2002.
- H. Asada, T. Kishida, H. Hirai, E. Satoh, S. Ohashi, M. Takeuchi, T. Kubo, M. Kita, Y. Iwakura, J. Imanishi and O. Mazuda. Significant antitumor effect obtained by autologous tumor cell vaccine engineered to secrete interleukin (IL)-12 and IL-18 by means of the

- EBV/Lipoplex. Molecular Therapy, 5:609-616, 2002.
- 竹内実 喫煙と免疫機能．臨床免疫, 36:843-850, 2001.
- M. Takeuchi, S. Nagai, A. Nakajima, M. Shinya, C. Tsukano, H. Asada, K. Yoshikawa, M. Yoshimura and T. Izumi. Inhibition of lung natural killer (NK) cell activity by smoking: The role of alveolar macrophages. Respiration, 68:262-267, 2001.
- M. Takeuchi, A. Nakajima, K. Yoshikawa, M. Shinya, H. Asada, M. Yoshimura, C. Tsukano, S. Nagai and T. Izumi. Effect of smoking on immunological functions of alveolar macrophages in mice. In : Tobacco Counters Health (A.K.Varma ed), Macmilan Ltd., pp.168-171, 2000.
- T. Mikuniya, S. Nagai, M. Takeuchi, T. Mio, Y. Hosono, H. Miki, M. Shigematsu, K. Hamada and T. Izumi Significance of the interleukin-1 receptor antagonist /interleukin-1β ratio as a prognostic factor in pulmonary sarcoidosis. Respiration, 67:389-396, 2000.
- M. Takeuchi, S. Nagai and T. Izumi. Inhibition of natural killer cell activity by alveolar macrophages in smokers. In : Tobacco : The Growing Epidemic. (Rushan Lu, Judith Mackay, Shiru Niu and Richard Peto eds.). Springer, pp.135-136, 2000.
- 竹内実, 新屋政春．IL-2と癌の遺伝子治療．サイトカインと疾患, 医歯薬出版 pp.158-161, 2000.
- M. Takeuchi. Suppressive effect of smoking on natural killer (NK) cell activity and it's suppressive mechanism by alveolar macrophages (AM) in smokers. The bullentin of the research institute for modern physical education Kyoto Snagyo University, 8:49-56, 1999.
- S. Nagai, M. Takeuchi, K. Morita, T. Mikuniya, N. Satake, T. Mio and T. Izumi Angiotensin II receptor on BALF macrophages from japanese patients with active sarcoidosis. Sarcoidosis Vasuculites and Diffuse Lung Diseases, 16:67-74, 1999.
- M. Takeuchi, S. Nagai, T. Tsutsumi, T. Mio and T. Izumi. The number of interleukin-1 (IL-1) receptor on lung fibroblasts in patients with idiopathic pulmonary fibrosis. Respiration, 6:236-241, 1999.
- 竹内実, 泉孝英．ペットアレルギー．呼吸, 16:1421-1425, 1997.
- T. Mikuniya, S. Nagai, T. Shimoji, M. Takeuchi, K. morita, T. Mio, N. Satake and T. Izumi. Quantitative evaluation of the IL-1β and IL-1 receptor antagonist obtained from BALF macrophages in patients with interstitial lung diseases. Sarcoidosis Vasuculites and Diffuse Lung Diseases, 14:39-45, 1997.
- M. Takeuchi and H. Shibata. Effect of soft x-ray irradiation on NK cell activity and the percentage of asialo GM1-positive cells in spleen cells of mice. J. Vet. Med. Sci., 59:413-

414, 1997.
- M. Takeuchi and H. Shibata. Suppression of the activity and the percentage of NK cells in mouse spleen cells by oft x-ray whole body irradiation. Clinical Report, 30:349-355, 1996.
- 竹内実. 軟 X 線照射のマウス免疫機能に及ぼす影響に関する研究. 京都産業大学論文集 自然科学系列 II, 26:77-135, 1995.
- 長井苑子, 竹内実. インターロイキン -1. KEY WORD 呼吸器系, 先端医学社 pp.20-21, 1994.
- S. Nagai, N. Satake, T. Shimoji, T. Tsutsumi, T. Mio, S. Tanaka, M. Takeuchi and T. Izumi. Bronchoalveolar lavage (BAL) findings in patients with idiopathic pulmonary fibrosis (IPF). In: Basic and clinical aspects of pulmonary fibrosis (T. Takishima ed.), CRC press. pp.325-339, 1994.
- 下地勉, 長井苑子, 竹内実, 斎藤厚, 泉孝英. サルコイドーシス, 肺繊維症における IL-1β, IL-1 レセプターアンタゴニストの遺伝子発現. 日本胸部疾患学会雑誌, 31:1409-1415, 1993.
- 兼島洋, 長井苑子, 竹内実, 斎藤厚, 泉孝英. 肺サルコイドーシス症例における BALF マクロファージ由来 IL-1β, TNF-α の mRNA の検討. 日本胸部疾患学会雑誌, 31:1068-1074, 1993.
- N. Satake, S. Nagai, A. Kwatani, H. Kaneshima, S. Tanaka, M. Takeuchi and T. Izumi Density of phenotypic markers on BAL T-lymphocytes in hypersensitivity pneumonitis, pulmonary sarcoidosis and bronchiolitis obliterans with organizing pneumonia. Eur. Respir. J., 6:477-482, 1993.
- 竹内実, Htin Aung, 長井苑子. ヒト肺胞マクロファージ由来の IL-1 抑制因子の作用機序とその特異性について. 日本胸部疾患学会雑誌, 30:1409-1416, 1992.
- 竹内実, 中田博, 長井苑子. BALF マクロファージにおけるアンギオテンシン II レセプターの発現に関する検討. 日本胸部疾患学会雑誌, 30:213-218, 1992.
- M. Takeuchi, H. Shibata and T. Nasu. Effect of soft x-ray irradiation on immunological functions in mice. J. Vet. Med. Sci., 54:653-658, 1992.
- M. Takeuchi, S. Nagai, H. Nakada, H. Aung, N. Satake and T. Izumi. Characterization of IL-1 inhibitory factor released from human alveolar macrophages as IL-1 receptor antagonist. Clin. Exp. Immunol., 88:181-187, 1992.
- 長井苑子, 竹内実, 楠目馨, 泉孝英. 特発性肺繊維症の病態とウイルス感染. 呼吸, 11:234-237, 1992.

- 長井苑子, 佐竹範夫, 三尾直士, 竹内実, 楠目馨, 西村浩一, 泉孝英. 炎症性肺疾患と好中球の役割. 呼吸, 11:150-155, 1992.
- 竹内実. ヒト肺胞マクロファージ由来のIL-1抑制因子の作用機序とその作用特異性について. MINOPHAGEN MEDICAL REVIEW, 31:1-10, 1992.
- 長井苑子, 竹内実, 泉孝英. 呼吸器疾患とサイトカイン. 臨床医学, 17:2070-2073, 1991.
- S. Nagai, H. Aung, M. Takeuchi, K. Kusume and T. Izumi. IL-1 and IL-1 inhibitory activity in the culture supernatants of alveolar macrophages from patients with interstitial lung diseases. CHEST, 99:674-680, 1991.
- 三尾直士, 長井苑子, 竹内実, 北市正則, 楠目馨, 川谷暁夫, 泉孝英. 特発性肺繊維症症例における末梢血顆粒球のオキシダント産生亢進に関する検討. 日本胸部疾患学会雑誌, 28:1195-1201, 1990.
- M. Emura, S. Nagai, M. Takeuchi, M. Kitaichi and T. Izumi In vitro production of B cell growth factor and B cell differentiation factor by peripheral blood mononuclear cells and bronchoalveolar lavage T lymphocytes from patients with idiopatic pulmonary fibrosis. Clin. Exp. Immunol., 82:133-139, 1990.
- 門政男, 竹内実, 杉本幾久雄, 安場広高, 大島駿作. 原発性肺癌患者における化学療法後の白血球減少に対するZ-100の効果と作用機序について. 診断と新薬, 27:203-212, 1990.
- 長井苑子, 竹内実, 泉孝英. ヒトBALFマクロファージのIL-1産生遊離とその制御. 日本臨床免疫学会雑誌, 12:531-536, 1989.
- S. Nagai, M. Takeuchi and T. Izumi The role of BALF macrophages on the pathogenesis of the epitheliod cell granuloma formation in pulmonary sarcoidosis. In: Basic mechanisms of granulamatous inflammation (T. Yoshida and M. Torisu ed.), Elsevier Science Publishers, pp.265-281, 1989.
- 長井苑子, 竹内実, 泉孝英. 喫煙の肺における炎症反応, 免疫反応に及ぼす影響. 最新医学, 44:1388-1393, 1989.
- 泉孝英, 長井苑子, 西村浩一, 北市正則, 竹内実, 江村正仁, 三尾直士, 渡辺和彦, 大島駿作. BOOP症例におけるBALF細胞所見. 日本胸部疾患学会雑誌, 27:474-480, 1989.
- M. Takeuchi, S. Nagai and T. Izumi. The mechanism of inhibition of alveolar macrophages on autologous blood natural killer cell activity. CHEST, 95:383-387, 1989.
- S. Nagai, M. Takeuchi, K. Watanabe H. Aung and T. Izumi. Smoking and interleukin-1

- activity released from human alveolar macrophages in healthy subjects. CHEST, 94:694-700, 1988.
- M. Takeuchi, S. Nagai and T. Izumi. Effect of smoking on natural killer cell activity in the lung. CHEST, 94:688-693, 1988.
- 泉孝英, 長井苑子, 竹内実, 清水義治. 喫煙と肺. 日本臨床免疫学会雑誌, 11:315-321, 1988.
- 竹内実, 泉孝英, 長井苑子, 江村正仁, 三尾直士, 渡辺和彦, 大島駿作. 喫煙の肺のNK細胞活性に及ぼす影響に関する研究. 日本胸部疾患学会雑誌, 26:267-274, 1988.
- Nagai, T. Izumi, M. Takeuchi, K. Watanabe and S. Oshima. The effect of angiotensin II (AII) on the accessory function of BALF macrophages. In: Sarcoidosis (C. Grassi ed.), Excerpta Medica, pp.129-134, 1988.
- 竹内実, 泉孝英, 松井祐佐公, 長井苑子, 佐々木義行, 茜原順一, 大島駿作. 肺癌症例における末梢血単核細胞画分のNK細胞マーカー (Leu7, Leu11) に関する検討. 肺癌, 27:163-171, 1987.
- 竹内実. びまん性汎細気管支炎症例における末梢血Natural Killer細胞活性に関する検討. 日本胸部疾患学会雑誌, 24:959-969, 1986.
- 泉孝英, 長井苑子, 竹内実, 渡辺和彦, 北市正則. 気管支肺胞洗浄. Medicine, 23:1166-1171, 1986.
- 泉孝英, 長井苑子, 竹内実, 北市政則, 藤村直樹, 平田健雄, 田村久, 沢野哲重, 三尾直士. 間質性肺疾患におけるBALF細胞サブセット測定の臨床的意義. 診断と治療, 73:26-30, 1985.
- 泉孝英, 長井苑子, 竹内実. リンパ球サブセットの分画法. 呼吸, 14:803-807, 1985.
- 泉孝英, 藤村直樹, 北市政則, 茜原順一, 長井苑子, 西村浩一, 竹内実. 慢性ベリリウム肺. 肺と心, 32:203-211, 1985.
- M. Takeuchi, I. Suzuki, H. Shibata and A. Sato. Inhibitory effect of soft x-ray irradiation on growth of syngeneic tumor in mice. J. Vet. Med. Sci., 46:733-736, 1984.
- 松村敦子, 外山誠司, 竹内実, 栄幸一郎, 鈴木伊豆美. Microfibrillar collagen hemostat (MCH) の生体内変化に関する実験的研究. 薬理と治療, 12:981-990, 1984.
- 竹内実, 木本実, 鈴木伊豆美, 野本亀久雄. 腫瘍抗原特異的キラーT細胞誘導のBCGによる増強効果. 癌と化学療法, 10:1980-1986, 1983.
- M. Takeuchi, H. Sakurai, M. Kimoto, Y. Tashiro, I. Suzuki and H. Shibata Effect of soft x-ray irradiation on antibody production in mice. J. Vet. Med. Sci., 44:827-830, 1982.

- 竹内実. Propionibacterium acnes の immunomodulation 作用に関する基礎的研究. アレルギー, 31: 381-389, 1982.
- 竹内実, 木本実, 田代康夫, 鈴木伊豆美, 櫛田秀雄, 時田尚志, 田中昇. 癌治療を目的とした免疫化学療法の実験病理学的研究. 癌の臨床, 27:1227-1236, 1981.
- M. Takeuchi, H. Sakurai, I. Suzuki, H. Kushida and H. Shibata. Effect of soft x-ray irradiation on the number of total leukocytes, neutrophils and lymphocytes of mice. J. Vet. Med. Sci., 43:449-452, 1981.
- 井上敬志, 内藤一郎, 竹内実, 原行雄, 柴内大典. 犬のアルカリホスファターゼに関する臨床生化学的研究. 獣医畜産新報, 694:266-272, 1979.
- 竹内実, 原行雄, 柴内大典. 犬のγ-GTP に関する臨床生化学的研究 III. 病態における活性値並びにアイソエンザイムの変化について. 獣医畜産新報, 682:267-272, 1978.
- 竹内実, 原行雄, 柴内大典. 犬のγ-GTP に関する臨床生化学的研究 II. アイソエンザイムの正常パターンについて. 獣医畜産新報, 681:217-219, 1978.
- 竹内実, 原行雄, 柴内大典. 犬のγ-GTP に関する臨床生化学的研究 I. 正常活性値について. 獣医畜産新報, 678:23-26, 1978.

13. 索引

用語検索

ア

アデニン……………………………49,65
アポトーシス………55,57,58,59,60,61
アレルギー………………… 69,71,73,79

イ

遺伝子………………… 46,53,54,57
IL-1 ………………………………37,46
IL-4 ………………………… 37,38,39
IL-5 ………………………… 37,38,39
IL-6 ………………………… 37,38,39
IL-10 ……………………………38,39
IL-12 ……………………………… 39

エ

M1 マクロファージ ……………… 78
M2 マクロファージ ……………… 78

オ

オキシダーゼ……………………42,43

カ

過酸化水素………………………… 42
過酸化ラジカル…………………… 42
ガス相……………………………… 16

キ

カスパーゼ（Caspase）…… 57,58,59
活性酸素…………………………………
…… 22,42,43,44,46,47,49,65,77,78,79
活性酸素消去酵素………………… 44
環境因子………………… 7,9,11,15
がん細胞………………… 15,49,65,66,78

キ

気管 ……………………………… 21
気管支………… 11,17,21,23,24,28,71
喫煙………………………………………
11,15,16,21,23,24,25,27,28,29,31,32,33,
35,40,41,43,44,45,46,47,49,50,51,53,54,
55,58,59,60,61,63,65,66,69,71,72,73,77,
78,79
キラー T 細胞 …………………… 38

ク

グアニン……………………………49,65
クラス I 分子 …………………… 22
クラス II 分子 …………… 22,37,40

コ

抗原提示……………22,37,40,46,54,77
抗原特異的レセプター…………… 39
抗腫瘍………………… 63,65,66,78
抗体産生…… 35,37,38,39,45,46,77

95

好中球··················71,73
コチニン················· 27
コメットアッセイ ···········50,61

サ

サイトカイン········22,37,38,39,46,78
細胞死····················· 57
細胞増殖··············· 42,44,60,61
酸化的ストレス·············· 57

シ

CGH ·················51,52
CD28 ·················· 37
CD4 ·················37,38
CD8 ·················· 38
CD86 ··············· 22,37,40
シトクロム C············57,58
シトシン··············49,65
腫瘍··············· 65,66,67

ス

スギ花粉············ 10,71,72,73

セ

制御性 T 細胞 ············· 38
染色体··············· 51,52,53
染色体異常············51,52

タ

タバコ······ 11,15,16,17,23,27,79
タバコ煙···················
··· 13,15,16,17,21,23,27,32,33,71,72,77
タバコ煙曝露···············25,27
タバコ煙粒子········ 24,31,33,77

テ

Th0 ··················· 37,38,39
Th1 ··················38,39
Th2 ··················· 37,38,39
DNA ····· 43,49,50,51,53,60,65,77,78
DNA 修復 ············· 61
DNA 損傷 ···············
·············49,50,51,57,58,59,60,61,77,78
DNA 断片 ············· 50
T 細胞 ············· 37,38,40,41,77
TCR ··················37,38
テールモーメント··········· 61
テールレングス············ 61
デスレセプター··········· 58
電気泳動···············50,51

ト

貪食機能·················33,77

ニ

ニコチン·············· 15,16,27

ネ

ネクローシス……………………… 57

ハ

肺………………………………9,10,11,
　15,17,19,21,22,23,28,31,33,66,71,73,77
肺炎症………………………………69,73
肺組織………………………… 66,72,73,78
肺転移………………………………66,67
肺胞……… 17,21,23,24,28,33,71,72,73
肺胞マクロファージ…………………
　21,22,23,24,28,29,31,32,33,37,38,39,40,
　41,42,43,44,45,46,49,50,51,52,55,58,59,
　60,61,63,65,66,67,71,77,78,79
肺胞真っ黒ファージ…… 23,24,32,78
8－ハイドロキシデオキシグアニン
　（8－OHdG）………………… 49,65,78
発がん………… 15,16,49,65,77,78,79

ヒ

PM2.5 ………………… 9,10,11,15,17
B細胞…………………………………
　37,38,39,40,41,42,43,44,45,46,49,77,78
非喫煙…………… 24,31,32,33,40,41,
　43,44,45,46,51,59,60,65,66,71,77,78
ヒトの気管支肺胞洗浄……………… 23

フ

封入体……………………………… 32
浮遊粒子状物質…………………… 10

ヘ

ヘルパーT細胞 ………………38,39

マ

マウスの気管支肺胞洗浄………… 28
膜電位………………………………58,59

ミ

ミトコンドリア…………… 22,57,58,59

リ

粒子相……………………………… 16

あとがき

　1993年4月に京都大学胸部疾患研究所から京都産業大学に赴任して，26年目に入りました。この間，教育面では，「楽せず楽しく勉強を！」を学生には言い続けて来ました。同じ字でも「楽する」と「楽しい」は違います。「楽する」とは，レポートなどを自分で書かず，他人の書いたものをコピー&ペーストすることであり，楽をすると自分のためになりません。楽すれば苦ありで，最後に自分自身が苦しむことになります。何をするにも自分で考えて，それを楽しんで勉強をすることが必要と思います。人間は楽しいことには打ち込むことが出来ます。実際にはなかなか難しいかも知れませんが，生活の中で何か楽しみを見つけることで，仕事を楽しむことが出来ると思います。講義では，「音学」ではなく「音楽」にならい，「免疫学」を「免疫楽」になるように，「免疫が苦」にならないように，他の講義科目についても同様に，楽せず楽しく学べるように心掛けて来ました。そして研究に関しても同様で，「楽せず楽しく研究を！」を標語に，研究室の学生達とともに肺胞マクロファージについて研究しています。大気汚染物質やタバコ煙粒子により「肺胞マクロファージ」が"肺胞真っ黒ファージ"になることを見つけて，それ

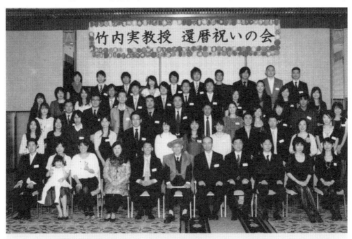

竹内実教授　還暦祝いの会　　平成22年11月13日　於リーガロイヤルホテル京都

を言い続けて，本書の出版に至りました。また，「蜂蜜の秘密」を研究課題として取り入れ，その成果がメデイアにも取り上げられ卒業生からテレビで見ましたと懐かしい声が聴けるのも嬉しい限りです。私の研究室には同窓会があります。この同窓会は，1995年3月，1期生の卒業式前に発足しました。1回目は，1995年の秋に開催されました。それ以降は毎年1回，秋に1泊2日で開催され，私が在外研究員としUCDに留学した年だけ留学前の3月に激励会を兼ねて開催されました。その後，一度も途切れることなく開催され，現在に至っています。継続は力なりです。2010年の秋に1期生の塚野（旧姓）さんが幹事となって，私の還暦祝いを盛大に開いてくれました。卒業する時に，「先生の還暦祝いをしますよ」と言ってくれていたのが，現実になるとは，その当時は夢にも思っていませんでした。"光陰矢の如し"，"少年老い易く学成り難し"と言いますが，まさにそれを実感した時でした。私もアポトーシス（死す）にならないよう「若人力」に対して「老人力」で踏ん張ろうと思います。多くの方が本書から，楽しく喫煙を科学して健康維持に役立てて頂ければと祈っています。

2018年12月吉日

著　者

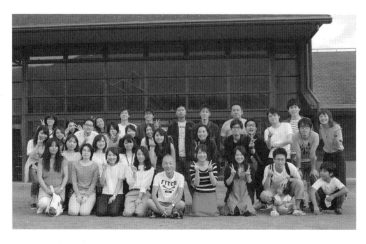

追 悼

　本書出版に際して，編集に携わって頂いた卒業生の越野美樹（旧姓福田）さんが，2018年12月31日，大晦日に急逝されました。越野さんは，成績優秀で飛び級制度により，大学院に進学されました。大学院では蜂蜜と免疫について研究し，その成果を国内外の学会で発表し，修士論文は国際専門雑誌にも掲載されました。その後，研究職に就かれた後，大学の職員として実習補助をされた後，一流企業の研究職に就職し活躍されていました。活躍中に病気を発症し，治療により一旦寛解し結婚されました。結婚と同時に退職後，この出版に向けてアルバイトをして頂き原稿作成を助けて頂きました。

　しかし，残念なことに再発したため，治療に専念し入退院を繰り返す闘病生活を送っていました。ミキティと親しまれ彼女の明るくポジティブな性格で社会復帰を目指していましたが，その夢かなわず若干34歳の若さでこの世を去りました。

　まだまだ，やりたいこと，やり残したことも多くあったと思うと，自然と涙が頬を流れます。本書の出版が，蜂蜜を愛する彼女の最後の仕事となってしまいました。何よりも残念なことは，この出版本を本人に手渡すことが出来なかったことです。ここに謹んで哀悼の意を表し，ご冥福をお祈り致します。

2019年1月
著　者

謝　辞

「喫煙を科学する」の出版にあたり，京都産業大学出版助成金を受けて出版させて頂き心より感謝申し上げます．また，京都大学胸部疾患研究所で喫煙研究のきっかけとご指導を賜りました京都大学名誉教授で京都健康管理研究会中央診療所理事長の泉孝英先生，京都健康管理研究会中央診療所所長（元京都大学助教授）の長井苑子先生に深謝致します．電子顕微鏡標本作製に御協力頂きました鳥取大学医学部稲賀すみれ博士にお礼申し上げます．出版にあたり，御助言を頂いたカリフォルニア大学デービス校（UCD）健康環境センター（CHE）の Kent E Pinkerton 教授に感謝致します．

最後に，1993年4月～2018年10月の期間に京都産業大学竹内研に所属し，研究に協力して頂いた下記卒業生，現役生の皆様（旧姓，敬称略）に深謝致します．尚，本書での研究の一部は，JSPS 科研費基盤研究（C），No.09680537，No.17500488，No.20500606，No.23500826，No.26350852，No.17K01807 の助成を受けたものです．

木野裕之，組藤佳久，古妻邦一，竺沙邦彦，土原千春，川原瑞穂，藤森晶，井藤由起美，佐倉敦子，南佳世子，吉村真，横山綾子，和田志津江，浅田秀基，矩久絵，佐倉正明，鈴木克彦，中村かおり，中島正也，廣安誠，池原修，梅田謙，佐々木美紀，新屋政春，堀口真司，吉川健一，北川学，高塚隆之，松矢明宏，松崎理恵，森麻佑子，鈴木貴美子，谷口昌弘，玉野高弘，疋田達彦，神山太郎，山本ひろ美，松本大輔，河合千秋，笠野善弘，平子尚志，西本由子，宮田朋樹，吉田圭吾，古賀美千子，西岡由美子，丸山浩司，石田喬裕，堀ノ内香菜子，佐々木洋一，蘆田和満，繁延達郎，玉置広寿，市原彩子，新川宗彦，東海林由隆，横山千裕，佐々木政直，竹林智弘，圓岡真宏，宮川真由子，松

尾麻由華, 北田愛, 横内寿行, 荒木佳奈子, 早川裕子, 布袋義巳, 井口めぐみ, 勝部匡尊, 岡田裕貴, 酒井純子, 尾崎友歌, 小林健悟, 西本多美, 小池浩嗣, 田靡渚, 福田美樹, 廣野 由里子, 木下龍彦, 大島権人, 井上慎一, 上田里美, 植田潤子, 田中美子, 廣沢直之, 岡田玲奈, 岸田耕一, 桜井友之, 羽柿堅介, 渡邊隆太郎, 川添彩香, 遊田奈美, 重吉瑛里, 久保貴子, 永田智大, 久保出匡人, 左倉一規, 白井佑季, 野瀬雅仁, 柴田大輔, 岸本梨恵, 佐々木一馬, 廣田卓也, 山田早希子, 岡田大地 高木愛, 瀧口朱花, 髙崎摩依子, 瀧谷崇大, 山口宗志, 宇野真由奈, 佐藤綾, 薗田愛美, 三輪奈緒子, 金森千香, 木村沙也加, 宮畑澄人, 湯浅愛里, 岡谷静佳, 柏本理緒, 久保美奈巳, 小辻悠矢, 年増鴻仁, 川見彩夏, 加畑美奈, 長尾綾子, 平野由貴, 濱田沙希, 越後幸恵, 辻香織, 中田帆浪, 山形明日香, 上河美穂, 佐々木萌果, 福井紗理奈

（順不同，敬称略）

竹内　実

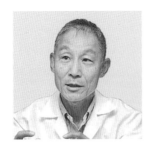

著者略歴

1977年3月山口大学大学院農学研究科獣医学専攻修了，
製薬会社主任研究員，京都大学胸部疾患研究所研修員，非常勤講師，助手を経て，
1993年4月京都産業大学工学部生物工学科助教授，
1999年4月同教授，
2010年4月同大学総合生命科学部教授，現在に至る。
1989年セントルイス大学VAメデイカルセンター，
2003年カリフォルニア大学デービス校健康環境センターに留学
医学博士（京都大学），獣医学博士（山口大学），京都府獣医師会理事。
研究室ホームページ：http://www.cc.kyoto-su.ac.jp/~mtakex/

喫煙を科学する
―タバコ，がん，免疫の知られざる関係―

2019年1月25日　初版発行
〈図版の転載を禁ず〉

当社は，その理由の如何に係わらず，本書掲載の記事（図版・写真等を含む）について，当社の許諾なしにコピー機による複写，他の印刷物への転載等，複写・転載に係わる一切の行為，並びに翻訳，デジタルデータ化等を行うことを禁じます。無断でこれらの行為を行いますと損害賠償の対象となります。
　また，本書のコピー，スキャン，デジタル化等の無断複製は著作権法上での例外を除き禁じられています。本書を代行業者等の第三者に依頼してスキャンやデジタル化することは，たとえ個人や家庭内での利用であっても一切認められておりません。
連絡先：㈱北隆館　著作・出版権管理室
Tel.03（5720）1162

JCOPY 〈（社）出版者著作権管理機構 委託出版物〉
本書の無断複写は著作権法上での例外を除き禁じられています。複写される場合は，そのつど事前に，（社）出版者著作権管理機構（電話：03-3513-6969，FAX:03-3513-6979，e-mail: info@jcopy.or.jp）の許諾を得てください。

著　者　　竹　内　　実

発行者　　福　田　久　子

発行所　　株式会社　北　隆　館

〒153-0051　東京都目黒区上目黒3-17-8
電話03（5720）1161　振替00140-3-750
http://www.hokuryukan-ns.co.jp
Email:hk-ns2@hokuryukan-ns.co.jp

印刷所　　株式会社　東邦

© 2019 HOKURYUKAN Printed in Japan
ISBN978-4-8326-1007-1 C3047

価格はカバーに表示してあります